You won't gain weight *"even if you eat a lot"*.

former
professional footballer

元プロサッカー選手が教える

いくら食べても太らない罪悪感ゼロごはん

小 泉 勇 人

宝島社

はじめに

この本をご覧になっているみなさんは
ダイエットにストレスを抱えられているのではないでしょうか?

ダイエット ＝ 我慢

そんなイメージがありますし、
偏りがちで同じようなメニューばかりになっていませんか?

でも一生涯一日に数回食べる食事。
その食事にストレスを抱えるのはもったいないですよね。

本書には、ストレスなく、簡単に、
そしておいしく食べて痩せる秘訣をたくさん盛り込んだレシピを載せています。

僕自身、プロサッカー選手として活動しているなかで
自分で自分の体を食事によってコントロールし、
一番いいコンディションを維持し続けたコツとレシピです。

ダイエットには運動が一番いいとは限りません。
食事が7割と言われています。
その7割の食事をより効率的に、
よりおいしく、より簡単に、我慢せずとも痩せる。
そんな本です。

ぜひ理想の体を本書で手に入れましょう!

　　　小泉勇人

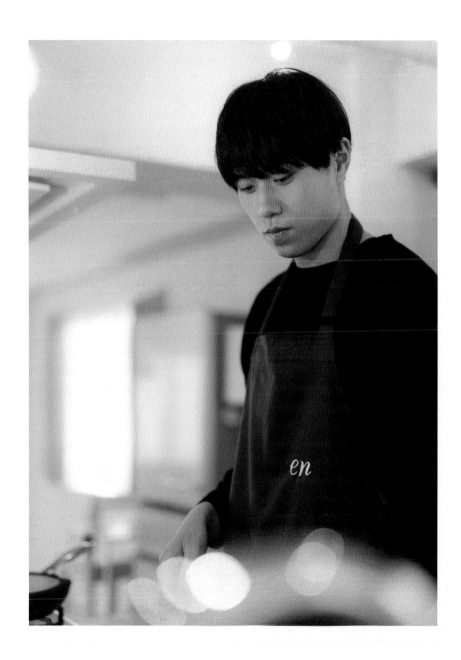

contents

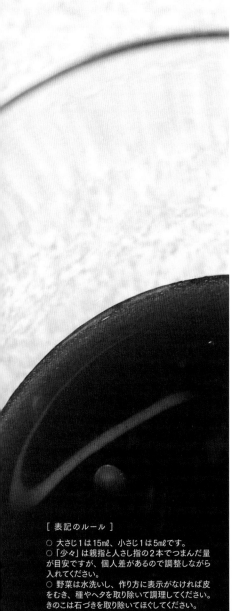

はじめに ……2

なぜこの本のレシピには
罪悪感がないの? ……6

小泉的、健康な食事の極意とは? ……8

食べる環境、器はとても大事 ……10

chapter 1　超簡単 基本の鶏ハムと
鶏水晶の作り方

基本編　まずは、鶏ハム ……14
応用編　次は、鶏水晶 ……16

chapter 2　万能だれと
ソース24品

01 油淋鶏ソース ……19
02 マヨ不使用の
　　ノンオイルタルタルソース ……19
03 にんにくしょうゆソース ……20
04 きのこソース ……20
05 ごまたくあんソース ……21
06 大葉みそ ……21
07 梅みそ ……22
08 ねぎポン酢しょうゆ ……22
09 バーベキュー風ソース ……23
10 あんずソース ……23
11 ねぎ塩レモンだれ ……24
12 甘辛だれ ……24
13 梅おろしだれ ……25
14 魚介系ソース ……25
15 中華風わさびソース ……26
16 ニラ香味だれ ……26
17 ねぎみそだれ ……27
18 青じそジェノベーゼ ……27
19 ピリ辛ねぎみそ ……28
20 梅かつおだれ ……28
21 トマト青じそだれ ……29
22 カレーソース ……29
23 にんじんとりんごのソース ……30
24 しょうが焼きだれ ……30

[表記のルール]

○ 大さじ1は15㎖、小さじ1は5㎖です。
○「少々」は親指と人さし指の2本でつまんだ量
が目安ですが、個人差があるので調整しながら
入れてください。
○ 野菜は水洗いし、作り方に表示がなければ皮
をむき、種やヘタを取り除いて調理してください。
きのこは石づきを取り除いてほぐしてください。
○ 火加減は、とくに記載がない場合は中火です。
○ にんにくとしょうがのすりおろしはチューブのも
のを使用しています。
○ 油を熱したフライパンに、にんにくやしょうがの
すりおろしを入れると油がはねることがあります。
火傷には十分ご注意ください。

chapter 3 一品で満足の丼もの

明太子唐揚げ丼 …… 32
サバ缶の卵とじ丼 …… 34
甘辛鶏ハム丼 …… 36
三色ピリ辛そぼろ丼 …… 38
スタミナ納豆丼 …… 40
ごまブリ丼 …… 42
チーズタッカルビ丼 …… 44
鶏むねユッケ丼 …… 46
塩麹スタミナ丼 …… 48
塩麹しょうが焼き丼 …… 50
タンドリー鶏ハム丼 …… 52
キーマカレー丼 …… 54
ミートソース丼 …… 56
サバ缶タコライス丼 …… 58
鮭となすのねぎだれ丼 …… 60
鶏むね肉のプルコギ丼 …… 62

chapter 4 ボリューム満点メインおかず

チキンチャップ …… 66
回鍋肉 …… 68
①ねぎ塩鶏つくね
　②大葉の照り焼きつくね …… 70
塩麹アクアパッツァ …… 72
ヤンニョム鮭 …… 74
スペイン風オムレツ …… 76
卵と豚肉の中華炒め …… 78
塩麹鶏テキ …… 80
鮭のピリ辛あえ …… 82
酢鶏 …… 84
塩麹青のりチキン …… 86
鶏むね肉のクリームソース …… 88
海鮮のオイスター炒め …… 90
肉巻きエリンギの照り焼き …… 92

chapter 5 具だくさんスープ

和風ポトフ …… 94
チリコンカン風スープ …… 95
粕汁 …… 96
スンドゥブチゲ風 …… 97
しらたき酸辣湯 …… 98
もずくと押し麦のスープ …… 99
塩麹と卵のスープ …… 100
ピリ辛塩麹スープ …… 101
豆乳ごまみそスープ …… 102
えびと豚肉のエスニックスープ …… 103

chapter 6 あともう一品の副菜

トマトとオクラの塩麹マリネ …… 105
紫キャベツの塩麹ラペ …… 106
塩麹ナムル …… 107
しらたき明太子 …… 108
しらたきチャプチェ …… 109
青椒肉絲しらたき …… 110
にんじん明太子 …… 111
ピーマン明太子 …… 112
トマトのおかかあえ …… 113
ピーマンとパプリカのおかか炒め …… 114
ピーマンとパプリカの塩麹きんぴら …… 115
きゅうりとたこのピリ辛あえ …… 116
たことアスパラのペペロン炒め …… 117
にんじんとツナのごまあえ …… 118
かにかまとほうれん草の中華あえ …… 119
海鮮の塩麹炒め …… 120
枝豆とにんじんのツナごまみそあえ …… 121
オクラと枝豆の塩昆布あえ …… 122
なすのピザ焼き …… 123

罪悪感ゼロのSweetsレシピ

抹茶プリン …… 124
ライスペーパーアップルパイ …… 125
米粉のしっとりチョコケーキ …… 126
ヨーグルト牛乳プリン …… 127

なぜこの本のレシピには
罪悪感がないの？

SNSを通じてレシピを発信するなかでわかったのは、

ダイエットにストレスを抱えている人がとても多いということです。

たしかに、

「食べたいけれど食べられない」「ダイエットしているのに食べてしまった」

となったら、それはとてつもないストレスですよね。

この本ではそういったストレスを払拭すべく、

おいしいのに太りにくく、罪悪感を感じないレシピを用意しました。

ポイントは下記の5つです。

1　油の使用を最小限に抑えた調理法

2　野菜をたっぷり使って満足感を得る

3　糖質・脂質を減らし、タンパク質が多め

4　毎日同じものを食べるようなダイエットから解放される、

　　バリエーション豊かで簡単なメニュー

5　うまみ成分を活用し、塩分少なめ

これらポイントを押さえたレシピだから、

罪悪感を覚えることなく食べることができるのです。

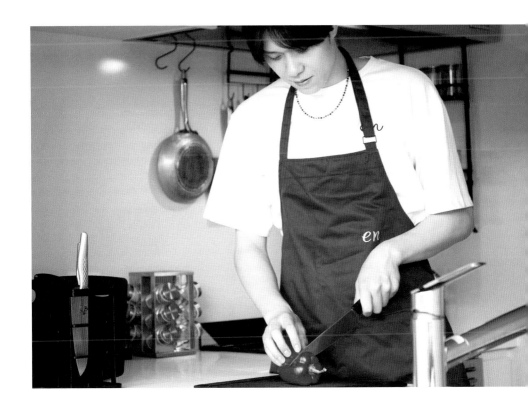

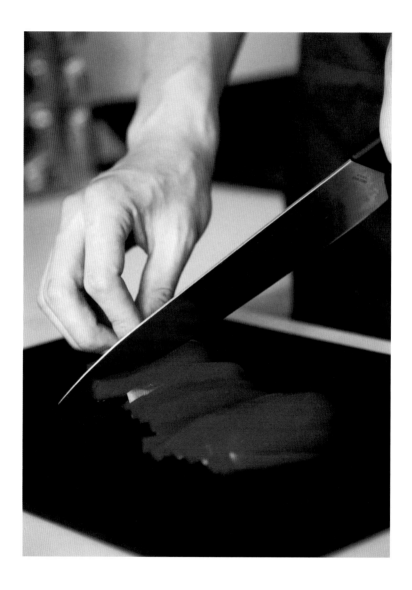

小泉的、
健康な食事の極意とは？

健康な食事とは、自分に合った食事のこと。
自分に合った食事を摂っていると、体の調子がとてもよくなります。
例えば、僕はなるべく小麦を摂らない軽めのグルテンフリー生活を
Jリーグの現役プロサッカー選手のときから取り入れているのですが、
これを続けることによって、お腹が張るような感じがなくなり体が軽くなったり、
朝もスッキリ目覚めるようになりました。
みなさんにもこの感覚を知ってほしいという思いで、
この本でも、調味料の原材料を除いて、
小麦を極力使わないレシピを揃えました。

食べる環境、
器はとても大事

僕は、器が好きで
オリジナルのブランドでも食器とカトラリーを展開しています。
こだわったのは、料理がきれいに見える色みと光の反射の少なさです。
器はあくまでシンプルに、料理の見せ方で
作った人の個性を発揮できるデザインになっています。

器にこだわると、視覚的にも満足感を得ることができます。
そして、いくつかの料理を献立として組み合わせて盛りつけることで、
自分がどれだけ食べたのかを可視化することもできます。
これは案外重要で、
ダイエット中の人でも自分がどれだけ食べたのか把握できておらず、
成果につながらないこともあるほどです。

ぜひ、食卓やキッチンに自分のお気に入りのものを揃えて、
目でも食事を楽しんでほしいです。

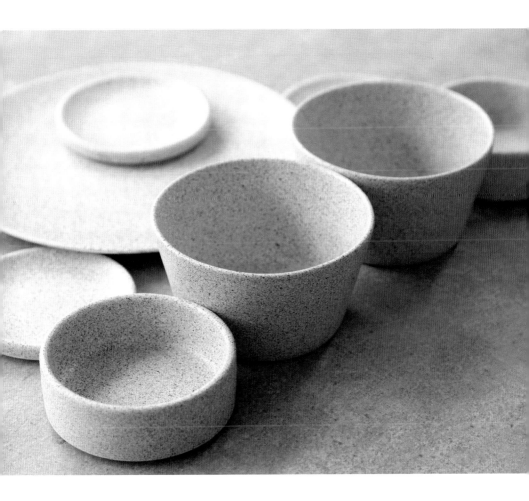

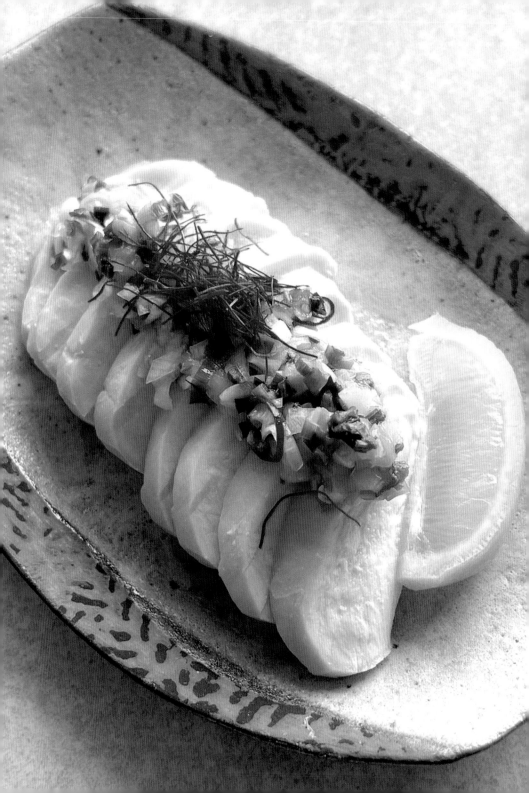

chapter 1

超簡単
基本の
鶏ハムと鶏水晶の作り方

　ダイエットの強い味方といえば、鶏むね肉。でも、調理の過程でパサパサになってしまったり、焼きすぎてかたくなってしまったりしておいしく食べられないというお悩みもよく聞きます。

　そこでおすすめしたいのが、鶏むね肉がしっとり柔らかに仕上がる2つの調理法です。この、鶏ハム＆鶏水晶を2章で紹介するたれと組み合わせるだけでバリエーション豊富なヘルシーごはんが楽しめるのです。

まずは、鶏ハム

小泉流の鶏ハムは鶏むね肉を袋ごと熱湯に入れて、余熱で火を通します。
この方法なら、火の入れすぎでかたくなってしまうことはありません。
45分ほど放置するだけで完成する超簡単レシピです。

甘辛味のレシピも！(p36)

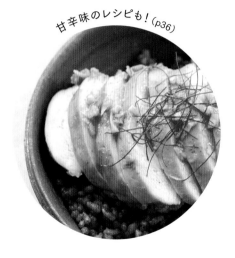

基本の鶏ハム

材 料 ［2食分］

鶏むね肉 … 300g
酒 … 大さじ1
塩 … 小さじ½

作り方

1 フォークで刺す

鶏肉は皮を取り、表と裏をまんべんなくフォークで刺す。

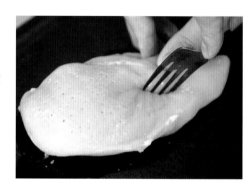

2 | 酒と塩を揉み込む

耐熱のファスナーつき保存袋に**1**と酒、塩を入れて袋の外側からよく揉み込む。

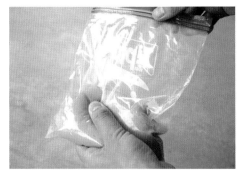

3 | 空気を抜いて閉じる

保存袋の空気を抜きながら、口を閉じる。

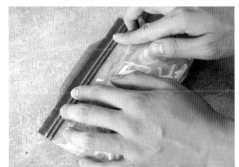

4 | 熱湯に入れる

鍋にたっぷりの水を入れて沸かし、**3**を入れる。

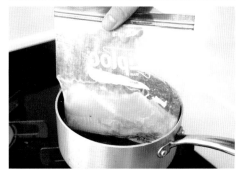

5 | ふたをして置く

火を止め、ふたをして45分以上置く。

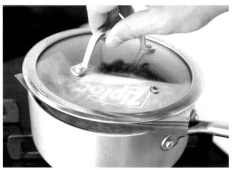

次は、鶏水晶

鶏水晶とは、鶏むね肉に片栗粉をまぶしてゆでたもののことをいいます。
片栗粉でコーティングされた鶏肉はぷりっと柔らかな食感で、
たれも絡みやすい仕上がりです。

たれと絡めてユッケ風に！(p46)

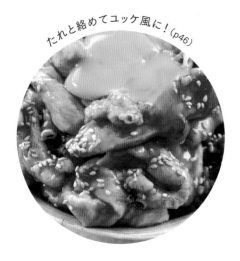

基本の鶏水晶

材料 ［2食分］

鶏むね肉 … 300g
片栗粉 … 大さじ2
塩 … 小さじ½

作り方

1 フォークで刺す

鶏肉は皮を取り、表と裏をまんべんなくフォークで刺す。

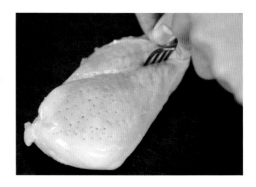

2 ｜ スティック状に切る

1cm幅に切ったあと、さらにスティック状になるように切る。

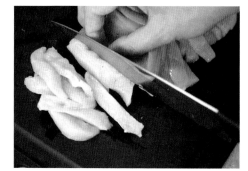

3 ｜ 片栗粉をまぶす

ポリ袋に2と片栗粉、塩を入れて空気を含ませてシェイクするようにしながら全体にまぶす。

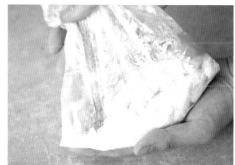

4 ｜ 3分ゆでる

鍋にたっぷりの湯を沸かし、3を弱火で3分ほどゆでる。

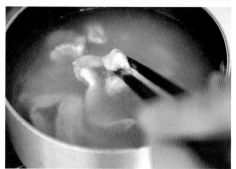

5 ｜ 氷水に取る

氷水に取り、粗熱が取れたら水気を拭き取る。

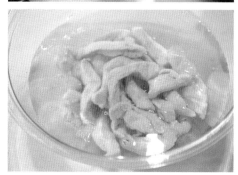

chapter *2*

—

万能だれとソース24品

　Chapter1で紹介した鶏ハム＆鶏水晶をはじめ、サラダやあえもの、お刺身、焼き魚などに活用できるたれを24品一挙にご紹介します。

　「ダイエットのため鶏ハムを数日食べたいけど味を変えたい」「市販のドレッシングに飽きてしまった」「ドレッシングがない……!」というときにもぜひお試しください。

no.*01*

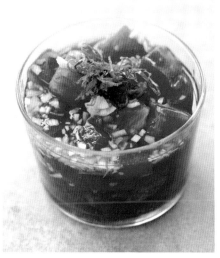

油淋鶏ソース
ユー リン チー

材料 ［2食分］

トマト … ½個
長ねぎ … 6㎝
にんにく（すりおろし）… 小さじ1
しょうが（すりおろし）… 小さじ1
きび砂糖 … 大さじ1
酢 … 大さじ1
しょうゆ … 大さじ1
鶏ガラスープの素 … 少々

作り方

1 トマトは1㎝角に切る。長ねぎは
みじん切りにする。
2 すべての材料を混ぜ合わせる。
お好みでせん切りにした青じそを
のせる。

no.*02*

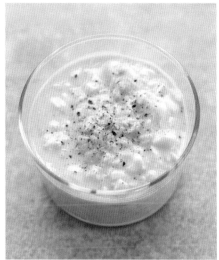

マヨ不使用のノンオイル
タルタルソース

材料 ［2食分］

ゆで卵 … 1個
らっきょうの甘酢漬け … 3個
プレーンヨーグルト（無糖）… 大さじ2
らっきょうの漬け汁 … 大さじ1 ½
きび砂糖 … 小さじ1
塩・こしょう … 各少々

作り方

1 ゆで卵とらっきょうはみじん切りに
する。プレーンヨーグルトはキッチ
ンペーパーで水切りをする。
2 すべての材料を混ぜ合わせ、お
好みで粗びき黒こしょうをふる。

one POINT

＊チートデイの揚げものにかけても！

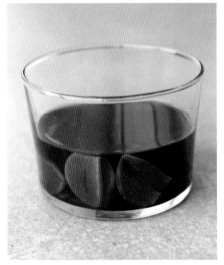

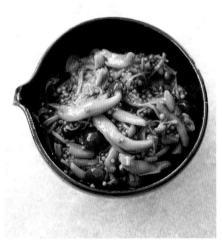

にんにくしょうゆソース

材料 ［2食分］

にんにく … 1かけ
しょうゆ … 大さじ4
水 … 大さじ4
みりん … 大さじ3
酒 … 大さじ2
きび砂糖 … 大さじ1

作り方

1 にんにくは薄切りにする。
2 フライパンを熱し、にんにくを乾煎りする。香りが立ってきたら他の調味料をすべて入れてひと煮立ちさせる。

きのこソース

材料 ［2食分］

しめじ … ½パック
えのきだけ … ⅓パック
オリーブオイル … 大さじ1
A｜ しょうゆ … 大さじ2
　　粒マスタード … 小さじ1
　　はちみつ … 小さじ½
　　塩・こしょう … 各少々

作り方

1 しめじは小房に分ける。えのきだけは3cm長さに切る。
2 フライパンにオリーブオイルを熱し、1を炒める。
3 火が通ったらAを加えてさっと炒める。

one POINT

＊サラダにトッピングするのもおすすめ

no. *05*

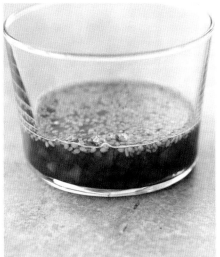

no. *06*

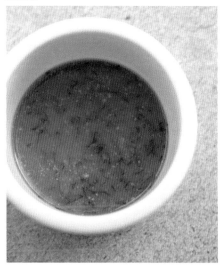

ごまたくあんソース

材料 [2食分]

たくあん … 2切れ
しょうゆ … 大さじ2
きび砂糖 … 小さじ2
酢 … 小さじ2
白いりごま … 少々

作り方

1 たくあんは粗みじん切りにする。
2 すべての材料を混ぜ合わせる。

one POINT

＊白身魚の刺身にかけてもおいしい

大葉みそ

材料 [2食分]

青じそ … 4枚
水 … 大さじ2
きび砂糖 … 大さじ1 ½
みそ … 大さじ1 ½
しょうゆ … 小さじ2

作り方

1 青じそはみじん切りにする。
2 すべての材料を混ぜ合わせる。

one POINT

＊野菜のあえもののソースにもおすすめ

21

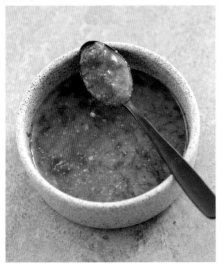
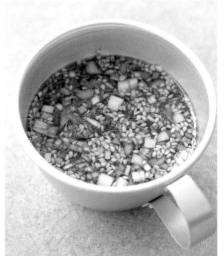

梅みそ

材料 [2食分]

梅干し（塩漬け）… 2個
青じそ … 4枚
水 … 大さじ2
きび砂糖 … 大さじ1 ½
みそ … 大さじ1 ½
しょうゆ … 小さじ2

作り方

1 梅干しは種を取り、たたく。青じ
　そはせん切りにする。
2 すべての材料を混ぜ合わせる。

ねぎポン酢しょうゆ

材料 [2食分]

長ねぎ … 3cm
ポン酢しょうゆ … 大さじ1
しょうゆ … 大さじ1弱
ごま油 … 小さじ1
白いりごま … 適量

作り方

1 長ねぎはみじん切りにする。
2 すべての材料を混ぜ合わせる。

one POINT
＊サラダにトッピングするのもおすすめ

no. *09*

no. *10*

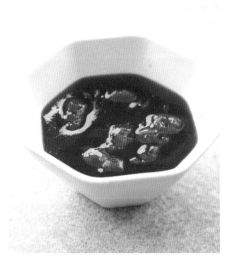

バーベキュー風ソース

材 料 ［2食分］

バター（有塩）… 10g
トマトケチャップ … 大さじ3
ウスターソース … 大さじ1
はちみつ … 小さじ1

作り方

1 バターは耐熱容器に入れ、電子レンジ（600W）で30秒加熱する。
2 ボウルにケチャップを入れ、**1**を加えて混ぜ合わせる。
3 **2**にウスターソースとはちみつを加えて混ぜ合わせる。

one POINT
＊チートデイの揚げものにかけても！

あんずソース

材 料 ［2食分］

あんずジャム … 大さじ3
トマトケチャップ … 大さじ2
レモン汁 … 大さじ1
しょうゆ … 大さじ1

作り方

すべての材料を混ぜ合わせる。

no. *11*

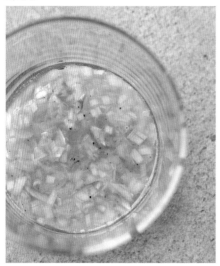

no. *12*

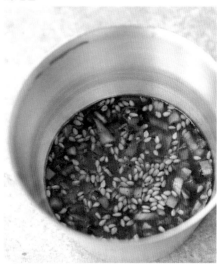

ねぎ塩レモンだれ

材料 ［2食分］

長ねぎ … 6cm
にんにく（すりおろし）… 小さじ1
ごま油 … 大さじ2
鶏ガラスープの素 … 小さじ1
レモン汁 … 小さじ1
塩・こしょう … 各少々

作り方

1 長ねぎはみじん切りにする。
2 すべての材料を混ぜ合わせる。

甘辛だれ

材料 ［2食分］

長ねぎ … 3cm
にんにく（すりおろし）… 小さじ½
コチュジャン … 大さじ1
はちみつ … 大さじ1
しょうゆ … 大さじ1
ごま油 … 小さじ1
白いりごま … 適量

作り方

1 長ねぎはみじん切りにする。
2 すべての材料を混ぜ合わせる。

one POINT
＊焼肉のたれとして使えます

no. *13*

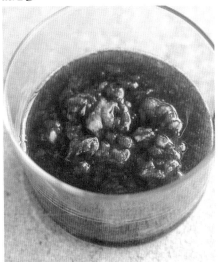

no. *14*

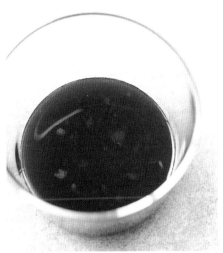

梅おろしだれ

材料 ［2食分］

梅干し … 2個
大根おろし … 40 g
しょうゆ … 大さじ3
水 … 大さじ2
きび砂糖 … 小さじ2

作り方

1 梅干しは種を取り、たたく。
2 すべての材料を混ぜ合わせる。

one POINT

＊青菜とあえて副菜が一品でき上がり！

魚介系ソース

材料 ［2食分］

オイスターソース … 大さじ3
酢 … 大さじ2
きび砂糖 … 小さじ2
豆板醤 … 小さじ1
トウバンジャン
しょうゆ … 小さじ1

作り方

すべての材料を混ぜ合わせる。

one POINT

＊魚料理のソースにおすすめ

25

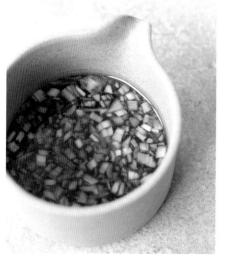
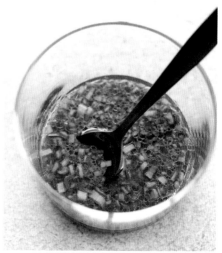

中華風わさびソース

| 材 料 | ［2食分］ |

長ねぎ … 3cm
しょうゆ … 大さじ1½
水 … 大さじ1
きび砂糖 … 小さじ1
酢 … 小さじ1
ごま油 … 小さじ1
チューブわさび … 小さじ¼

| 作り方 |

1 長ねぎはみじん切りにする。
2 すべての材料を混ぜ合わせる。

ニラ香味だれ

| 材 料 | ［2食分］ |

ニラ … 3〜4g
にんにく（すりおろし）… 小さじ½
しょうが（すりおろし）… 小さじ½
酢 … 大さじ1
しょうゆ … 大さじ1
きび砂糖 … 小さじ1
ごま油 … 小さじ1

| 作り方 |

1 ニラはみじん切りにする。
2 すべての材料を混ぜ合わせる。

one POINT

＊白身魚の刺身にかけてカルパッチョにも

no. *17*

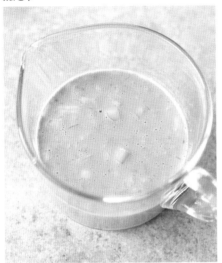

no. *18*

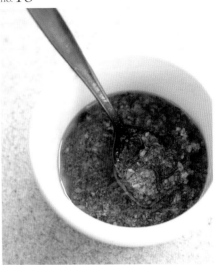

ねぎみそだれ

材料 ［2食分］

長ねぎ … 3cm
白練りごま … 大さじ2
しょうゆ … 大さじ2
水 … 大さじ2
みそ … 大さじ1
きび砂糖 … 大さじ½
酢 … 大さじ½
白いりごま … 少々

作り方

1 長ねぎはみじん切りにする。
2 すべての材料を混ぜ合わせる。

one POINT

＊ゆでたもやしとあえてもおいしい

青じそジェノベーゼ

材料 ［2食分］

青じそ … 5枚
にんにく（すりおろし）… 小さじ1
オリーブオイル … 大さじ2
粉チーズ … 小さじ2
塩・こしょう … 各少々

作り方

1 青じそはみじん切りにする。
2 すべての材料を混ぜ合わせる。

one POINT

＊ゆでたもやしとあえてもおいしい
＊多めに作ってパスタのソースにも
（ダイエット中ならパスタはグルテンフリー麺を
おすすめします）

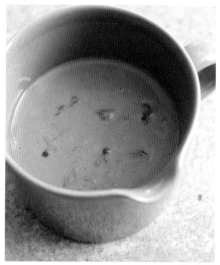　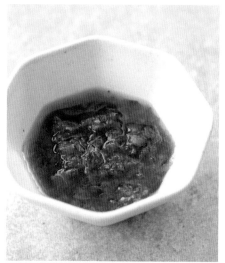

ピリ辛ねぎみそ

材料 ［2食分］

長ねぎ … 3cm
白練りごま … 大さじ2
しょうゆ … 大さじ2
水 … 大さじ2
みそ … 大さじ1
きび砂糖 … 大さじ½
酢 … 大さじ½
豆板醤 … 小さじ½
　トウバンジャン
白いりごま … 少々

作り方

1 長ねぎはみじん切りにする。
2 すべての材料を混ぜ合わせる。

梅かつおだれ

材料 ［2食分］

梅干し（はちみつ漬け）… 2個
削り節 … 1パック（約2g）
水 … 大さじ2
めんつゆ（4倍濃縮）… 小さじ2

作り方

1 梅干しは種を取り、たたく。
2 すべての材料を混ぜ合わせる。

one POINT

＊ゆで野菜をつけて食べてもおいしいです

no. *21*

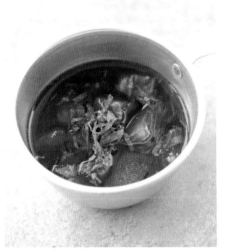

トマト青じそだれ

材料 ［2食分］

トマト … ¼個
青じそ … 2枚
しょうが（すりおろし）… 小さじ½
水 … 大さじ2
めんつゆ（4倍濃縮）… 大さじ1

作り方

1 トマトは1cm角に切る。青じそは
　せん切りにする。
2 すべての材料を混ぜ合わせる。

no. *22*

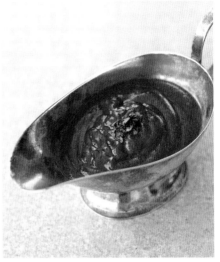

カレーソース

材料 ［2食分］

トマトケチャップ … 大さじ2
中濃ソース … 大さじ1
はちみつ … 大さじ1
カレー粉 … 小さじ1 ½

作り方

すべての材料を混ぜ合わせる。
お好みで刻んだパセリをのせる。

one POINT

＊チートデイの揚げものにも◎

no. *23*

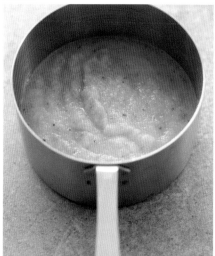

no. *24*

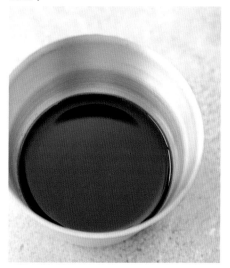

にんじんとりんごのソース

材料　［2食分］

りんご … ½個
にんじん … ⅓本
にんにく（すりおろし）… 小さじ1
オリーブオイル … 大さじ3
酢 … 大さじ2
レモン汁 … 小さじ1
はちみつ … 小さじ1
こしょう … 少々

作り方

1　りんごとにんじんは皮をむき、2〜
　　3cm角に切る。
2　すべての材料をブレンダーにかけ
　　て混ぜ合わせる。

one POINT

＊サラダのドレッシングとしても万能

しょうが焼きだれ

材料　［2食分］

しょうが（すりおろし）… 小さじ½
はちみつ … 大さじ2
しょうゆ … 大さじ2
みりん … 大さじ2
きび砂糖 … 大さじ1

作り方

すべての材料を混ぜ合わせる。

one POINT

＊淡白な鶏ハムもこのたれのおかげで
ボリュームが出ます

chapter *3*

一品で満足の
丼もの

　タンパク質をたくさん摂れる丼もののレシピです。ダイエットをしているからといって、米などの炭水化物を食べないのはNG。米は、白米ではなく、GI値（食後の血糖値の上昇度合い）が低い玄米がおすすめです。本書では、玄米に黒米を合わせて炊いたものを使用しています。

明太子唐揚げ丼

材料 ［2食分］

鶏むね肉 … 300g
A 白だし … 大さじ2
　 にんにく（すりおろし）… 小さじ1
　 しょうが（すりおろし）… 小さじ1
　 黒こしょう … 少々
　 片栗粉 … 大さじ2

辛子明太子 … 80g
みりん … 大さじ2
ごま油 … 大さじ1
温かいご飯 … 適量

作り方

1 鶏肉は皮を取り、フォークで表と裏をまんべんなく刺し、一口大に切る。ポリ袋に**A**とともに入れて揉み込む。

2 みりんは耐熱容器に入れ、ラップをかけず、電子レンジ（600W）で1分加熱し、皮を取り除いた辛子明太子を加え、あえる。

3 フライパンにごま油を熱し、**1**を1〜2分焼く。裏返し、ふたをして弱火で3分ほど焼く。

4 器に温かいご飯を盛り、**3**をのせ、**2**をかける。お好みで小口切りにした青ねぎをちらす。

You won't gain weight "even if you eat a lot".

former
professional footballer

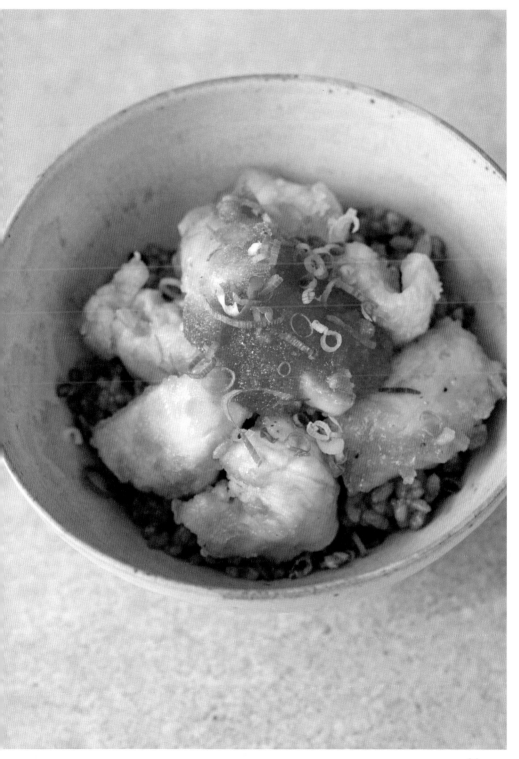

サバ缶の卵とじ丼

You won't gain weight "even if you eat a lot".

Yuto Koizumi

former
professional footballer

材　料　［2食分］

サバみそ煮缶 … 1缶
玉ねぎ … ½個
卵 … 2個
めんつゆ（4倍濃縮）… 小さじ1
オリーブオイル … 大さじ1
温かいご飯 … 適量

作り方

1　玉ねぎは1cm幅に切る。

2　フライパンにオリーブオイルを熱し、玉ねぎを炒める。しんなりしたらサバみそ煮缶とめんつゆを加えてさらに炒め、溶きほぐした卵を回し入れ、お好みのかたさになるまで加熱する。

3　器に温かいご飯を盛り、2をのせる。

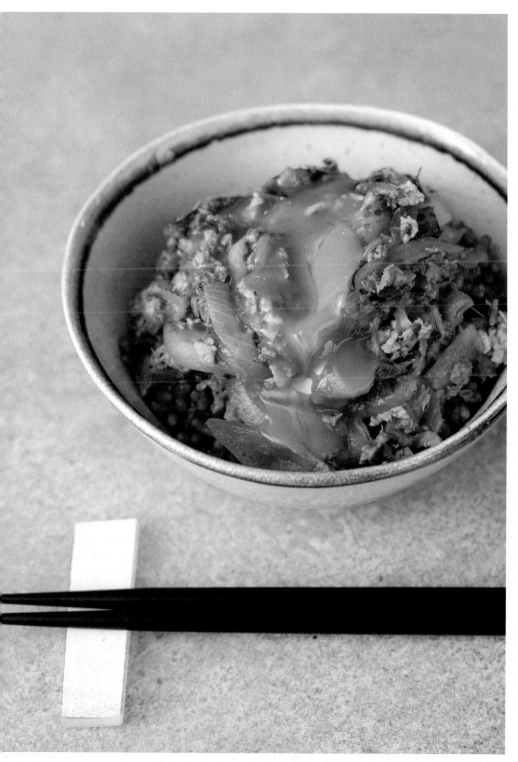

甘辛鶏ハム丼

材 料 ［2食分］

鶏むね肉 … 300g

A｜長ねぎ … 3cm

はちみつ … 大さじ1

コチュジャン … 大さじ1

しょうゆ … 大さじ1

ごま油 … 小さじ1

にんにく（すりおろし）… 小さじ½

温かいご飯 … 適量

作り方

1 Aの長ねぎはみじん切りにする。鶏肉は皮を取り、フォークで表と裏をまんべんなく刺し、耐熱のファスナーつき保存袋に入れ、Aを加えて揉み込む。空気を抜きながら口を閉じる。【→p14「鶏ハム」参照】

2 鍋にたっぷりの水を入れて沸かし、1を袋ごと入れる。火を止め、ふたをして45分以上置く。

3 器に温かいご飯を盛り、食べやすい大きさに切った2を漬け汁とともにのせる。お好みで糸とうがらしをのせる。

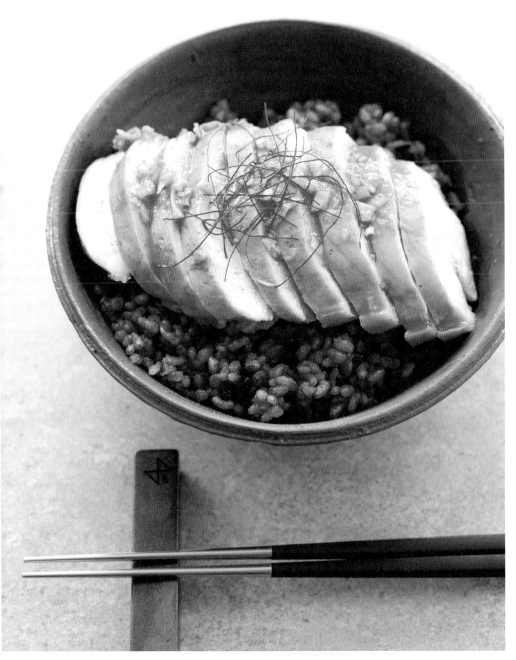

三色ピリ辛そぼろ丼

材料 ［2食分］

鶏ひき肉 … 150g
にんにく（すりおろし）… 小さじ½
A｜ しょうゆ … 小さじ2
　｜ みりん … 小さじ2
　｜ 豆板醤（トウバンジャン）… 小さじ1
　｜ オイスターソース … 小さじ1
ごま油 … 大さじ½

卵 … 2個
B｜ きび砂糖 … 大さじ1½
　｜ みりん … 大さじ½
　｜ しょうゆ … 小さじ¼
オリーブオイル … 大さじ½
温かいご飯 … 適量
鮭フレーク（市販）… 適量

作り方

1 フライパンにごま油を熱し、にんにくを入れる。香りが立っ
　たらひき肉を入れて炒め、肉の色が変わったらAを加えて
　さらに炒める。

2 ボウルに卵とBを入れて溶きほぐしながら混ぜる。

3 フライパンをきれいにしてオリーブオイルを熱し、2を流し入
　れて弱火で炒め、そぼろを作る。

4 器に温かいご飯を盛り、1、3、鮭フレークをのせる。お好
　みでせん切りにした青じそをのせる。

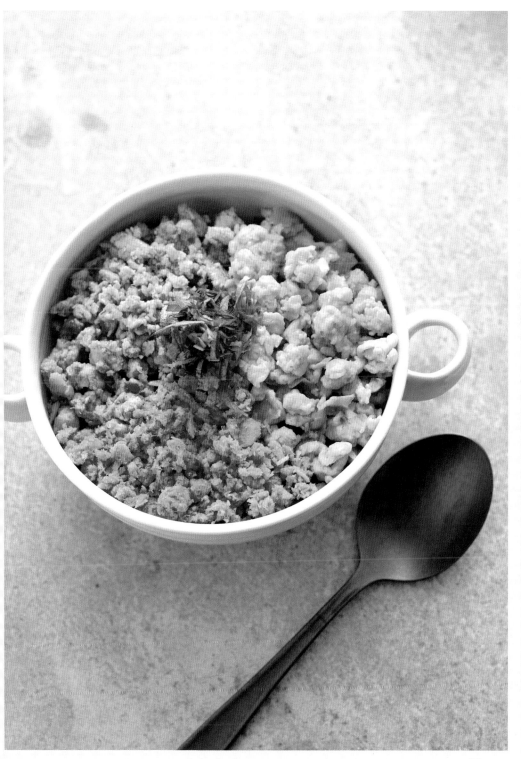

スタミナ納豆丼

材料 ［2食分］

鶏ひき肉 … 250g
もやし … 1袋
ニラ … ½束
にんにく（すりおろし）… 小さじ½
A しょうゆ … 大さじ2
　 酒 … 大さじ1
　 みりん … 大さじ1
　 きび砂糖 … 小さじ1

ごま油 … 大さじ1
ひきわり納豆 … 2パック
温かいご飯 … 適量
卵黄 … 2個分

作り方

1 ニラは3cm長さに切る。

2 フライパンにごま油を熱し、にんにくを入れる。香りが立ったらひき肉、もやし、ニラを炒め、Aを加えてさっと炒める。

3 ボウルに納豆と2を入れて混ぜる。

4 器に温かいご飯を盛り、3と卵黄をのせる。お好みでラー油をかける。

You won't gain weight "even if you eat a lot"

Yuto Koyama
former professional footballer

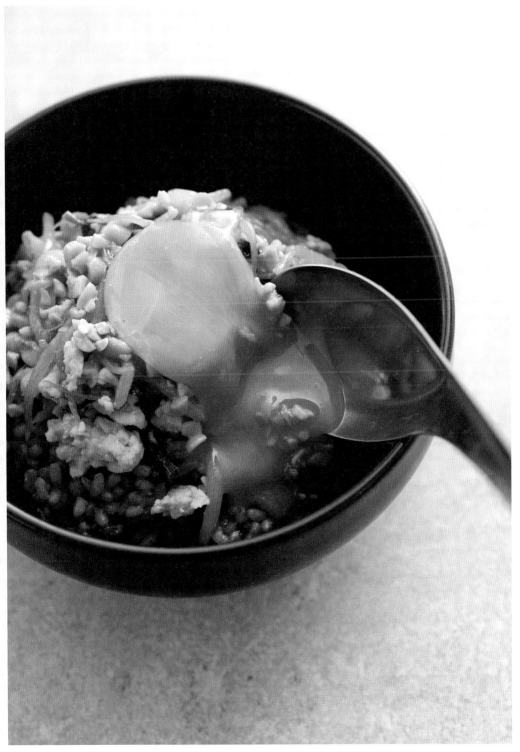

ごまブリ丼

You won't gain weight *"even if you eat a lot."*

Yuto Kizumi

former
professional footballer

材　料　　[2食分]

ブリ（刺身用）… 100g

A｜しょうが（すりおろし）… 小さじ½
　｜しょうゆ … 大さじ3
　｜酒 … 大さじ2
　｜みりん … 大さじ2
　｜白すりごま … 大さじ1

温かいご飯 … 適量

作り方

1　ブリは食べやすい大きさに切る。

2　耐熱容器に**A**を入れて、ラップをかけずに電子レンジ
　（600W）で1分加熱し、粗熱を取る。

3　**1**を**2**に漬けて冷蔵庫に入れ、30分ほど置く。

4　器に温かいご飯を盛り、**3**をのせる。お好みで刻んだ青じ
　そをのせる。

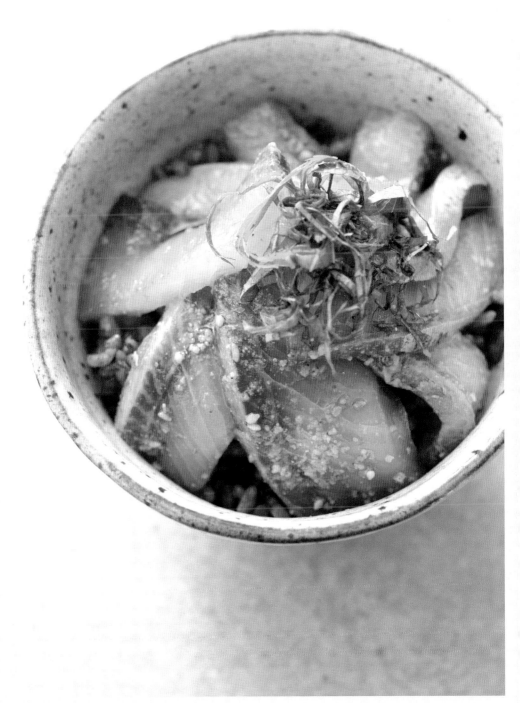

チーズタッカルビ丼

材料 ［2食分］

鶏むね肉 … 300g
片栗粉 … 大さじ1
玉ねぎ … ½個
キャベツ … ¼個
にんじん … ⅓本

A｜にんにく（すりおろし）… 小さじ1
　｜しょうが（すりおろし）… 小さじ1
　｜コチュジャン … 大さじ2
　｜しょうゆ … 大さじ2
　｜酒 … 大さじ2
　｜きび砂糖 … 大さじ1
オリーブオイル … 大さじ1
ごま油 … 大さじ½
温かいご飯 … 適量
ピザ用チーズ … 適量

作り方

1 玉ねぎは1cm幅、キャベツはざく切り、にんじんは短冊切りにする。

2 鶏肉は皮を取り、フォークで表と裏をまんべんなく刺し、一口大に切る。
　ポリ袋に入れ、片栗粉を加えてなじませる。

3 フライパンにオリーブオイルを熱し、2を2分ほど焼く。裏返し、ふたを
　して弱火で3分ほど焼き、取り出しておく。

4 フライパンをきれいにして、ごま油を熱し、にんじんと玉ねぎを炒める。
　しんなりとしたらキャベツを加えて炒め、ふたをして火が通るまで蒸し焼
　きにする。

5 3とAを加え、炒め合わせる。

6 器に温かいご飯を盛り、5をのせる。耐熱容器にピザ用チーズを入れ、
　電子レンジ（600W）で1分30秒加熱してかける。

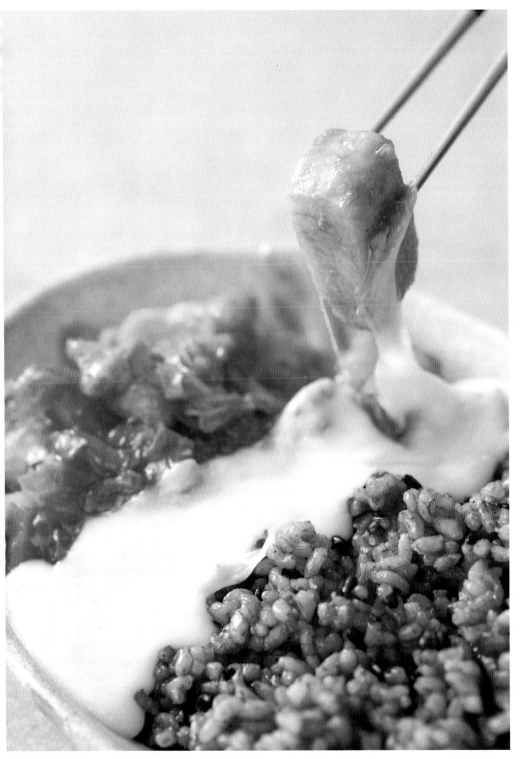

鶏むねユッケ丼

Yuto Kazama | former professional footballer

材料 ［2食分］

鶏むね肉 … 300g
片栗粉 … 大さじ2
塩 … 小さじ½

A｜コチュジャン … 大さじ1
　｜きび砂糖 … 大さじ1
　｜しょうゆ … 大さじ1
　｜ごま油 … 大さじ1
　｜にんにく（すりおろし） … 小さじ1
温かいご飯 … 適量
卵黄 … 2個分

作り方

1 鶏肉は皮を取り、フォークで表と裏をまんべんなく刺し、1㎝
幅のスティック状に切る。ポリ袋に入れ、片栗粉と塩をなじ
ませる。【→p16「鶏水晶」参照】

2 鍋にたっぷりの湯を沸かし、1を入れ、弱火で3分ほどゆ
でる。氷水に取り、粗熱が取れたら水気を拭き取る。

3 ボウルにAを混ぜ合わせ、2を加えてあえる。

4 器に温かいご飯を盛り、3と卵黄をのせる。お好みで白い
りごまと小口切りにした青ねぎをかける。

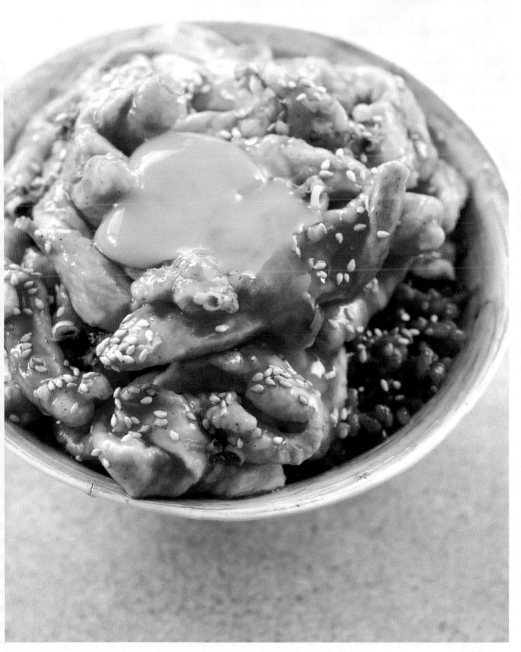

塩麹スタミナ丼

You won't gain weight "even if you eat a lot."

Goto Kozumi

former
professional footballer

材料 ［2食分］

豚ロース肉（薄切り）… 200ｇ
玉ねぎ … ½個
長ねぎ … 1本
ニラ … ½束
A にんにく（すりおろし）… 小さじ½
塩麹 … 大さじ1
鶏ガラスープの素 … 大さじ1
酒 … 大さじ1
レモン汁 … 小さじ1
ごま油 … 小さじ1

オリーブオイル … 大さじ1
温かいご飯 … 適量
卵黄 … 2個分

作り方

1 玉ねぎはくし形切り、長ねぎは1cm幅の斜め切り、ニラは
3cm長さに切る。

2 ポリ袋に豚肉と**A**を入れて揉み込む。

3 フライパンにオリーブオイルを熱し、玉ねぎを炒める。しん
なりとしたら**2**を加えて炒め、色が変わったら長ねぎとニラ
を加えてさっと炒める。

4 器に温かいご飯を盛り、**3**と卵黄をのせる。お好みでくし形
切りのレモンを添える。

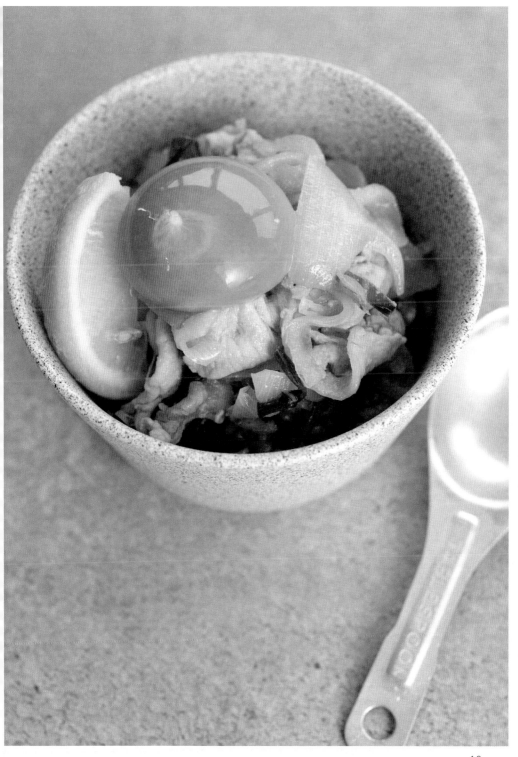

49

塩麹しょうが焼き丼

材 料 ［2食分］

豚ロース肉（薄切り）… 150g
玉ねぎ … 1個
ニラ … ½束
A しょうが（すりおろし）… 大さじ1
しょうゆ … 大さじ2
はちみつ … 大さじ1
酒 … 大さじ1
塩麹 … 大さじ½

オリーブオイル … 大さじ1
温かいご飯 … 適量

作り方

1 玉ねぎは1cm幅、ニラは3cm長さに切る。**A**は混ぜ合わせておく。

2 フライパンにオリーブオイルを熱し、玉ねぎ、豚肉、ニラの順に入れて炒める。火が通ったら**A**を加え、絡める。

3 器に温かいご飯を盛り、**2**をのせる。お好みで糸とうがらしをのせる。

You won't gain weight "even if you eat a lot."

former professional footballer

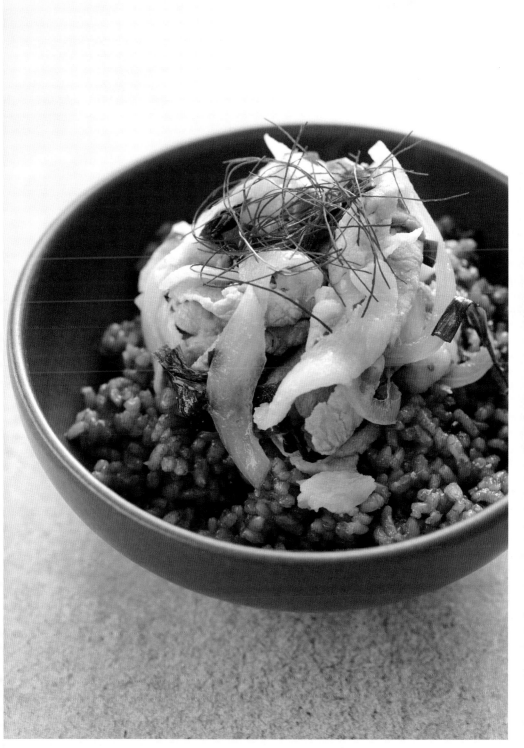

タンドリー鶏ハム丼

材 料 ［2食分］

鶏むね肉 … 300g

A プレーンヨーグルト（無糖）… 大さじ2
カレー粉 … 大さじ1½
トマトケチャップ … 大さじ1
しょうゆ … 大さじ1
コンソメスープの素 … 小さじ1
はちみつ … 小さじ1
塩 … 少々

温かいご飯 … 適量

作り方

1 鶏肉は皮を取り、フォークで表と裏をまんべんなく刺す。耐熱のファスナーつき保存袋に入れ、**A**を加えて揉み込み、空気を抜きながら口を閉じる。【→p14「鶏ハム」参照】

2 鍋にたっぷりの水を入れて沸かし、**1**を袋ごと入れる。火を止めてふたをし、45分以上置く。

3 器に温かいご飯を盛り、食べやすい大きさに切った**2**と袋に残った漬け汁を盛りつける。

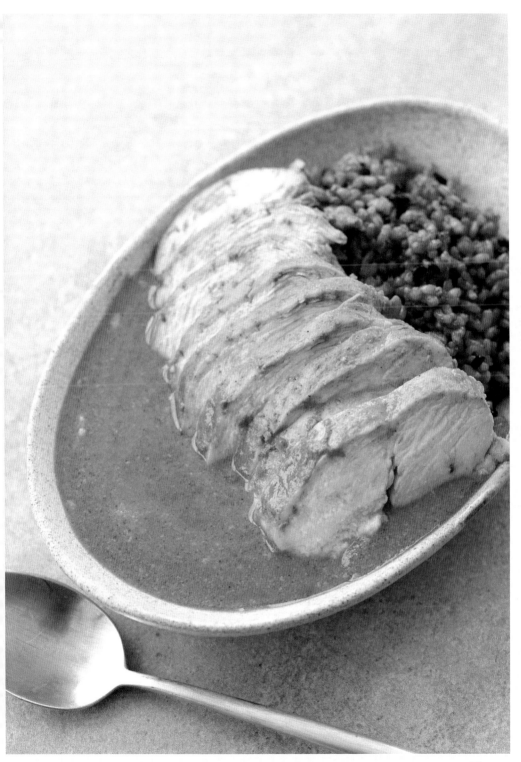

キーマカレー丼

材料 ［2食分］

鶏ひき肉 … 200g	**A** カットトマト缶 … 200g
玉ねぎ … ½個	水 … 100㎖
にんじん … ½本	トマトケチャップ … 大さじ4
ピーマン … 2個	カレー粉 … 大さじ3
エリンギ … 1本	ウスターソース … 大さじ1
赤パプリカ … ½個	はちみつ … 小さじ1
にんにく（すりおろし）	オリーブオイル … 大さじ1
… 小さじ1	温かいご飯 … 適量

作り方

1 野菜はすべてみじん切りにする。

2 フライパンにオリーブオイルを熱し、にんにくを入れる。香りが立ってきたら玉ねぎとにんじんを炒める。しんなりとしたら、ピーマン、エリンギ、パプリカを加えて炒め、全体に油が回ったらひき肉を加えて炒める。

3 2にAを加え、水分がなくなるまで炒める。

4 器に温かいご飯を盛り、3をのせる。お好みで卵黄をのせる。

You won't gain weight *"even if you eat a lot"*

former professional footballer

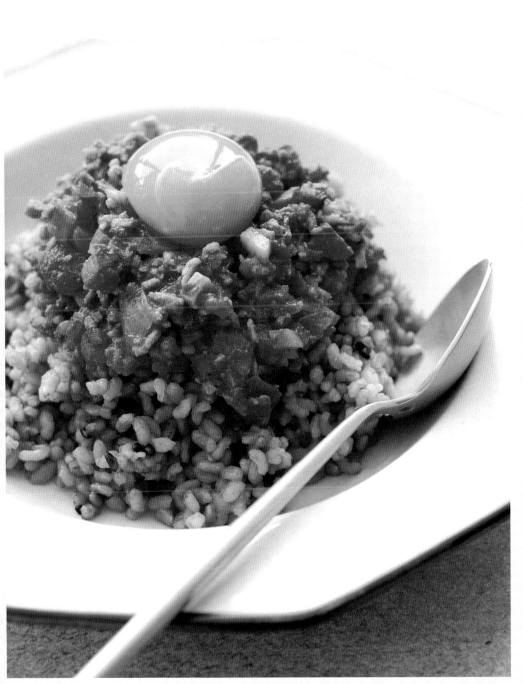

ミートソース丼

材料 ［2食分］

鶏ひき肉 … 200g
玉ねぎ … ½個
にんじん … ½本
ピーマン … 2個
エリンギ … 1本
赤パプリカ … ½本
にんにく（すりおろし）… 小さじ1

A｜カットトマト缶 … 200g
水 … 100㎖
トマトケチャップ … 大さじ4
ウスターソース … 大さじ2
コンソメスープの素 … 小さじ1
オリーブオイル … 大さじ1
温かいご飯 … 適量
ピザ用チーズ … 適量

作り方

1 野菜はすべてみじん切りにする。

2 フライパンにオリーブオイルを熱し、にんにくを入れる。香り
が立ってきたら玉ねぎとにんじんを炒める。しんなりとしたら、
ピーマン、エリンギ、パプリカを加えて炒め、全体に油が回っ
たらひき肉を加えて炒める。

3 2にAを加え、水分がなくなるまで炒める。

4 器に温かいご飯を盛り、3をのせる。耐熱容器にピザ用チー
ズを入れ、ラップはかけずに電子レンジ（600Ｗ）で1分
30秒加熱してかける。お好みで表面をバーナーであぶる。

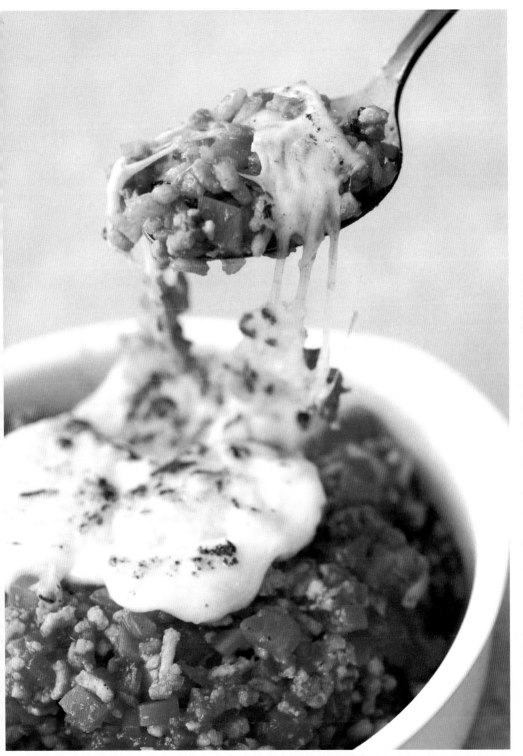

サバ缶タコライス丼

材料 ［2食分］

サバ水煮缶 … 1缶　　　　オリーブオイル … 大さじ1
玉ねぎ … 1個　　　　　　温かいご飯 … 適量
バター（有塩）… 10g　　トマト … 小1個
カレー粉 … 小さじ1　　　レタス … 適量
A トマトケチャップ … 大さじ3　　ピザ用チーズ … 適量
　　 ウスターソース … 大さじ1
　　 はちみつ … 小さじ1

作り方

1 玉ねぎはみじん切り、トマトは1㎝角、レタスは食べやすい
　大きさに切る。

2 フライパンにオリーブオイルを熱し、玉ねぎを炒める。しん
　なりしてきたら汁気を切ったサバ缶を加え、ほぐしながら炒
　める。

3 バターとカレー粉を加えて全体を混ぜたら、**A**を加えて炒
　める。

4 器に温かいご飯を盛り、トマト、レタス、**3**をのせる。耐熱
　容器にピザ用チーズを入れ、ラップはかけずに電子レンジ
　（600Ｗ）で1分30秒加熱してかけ、お好みで乾燥パセリ
　をふる。

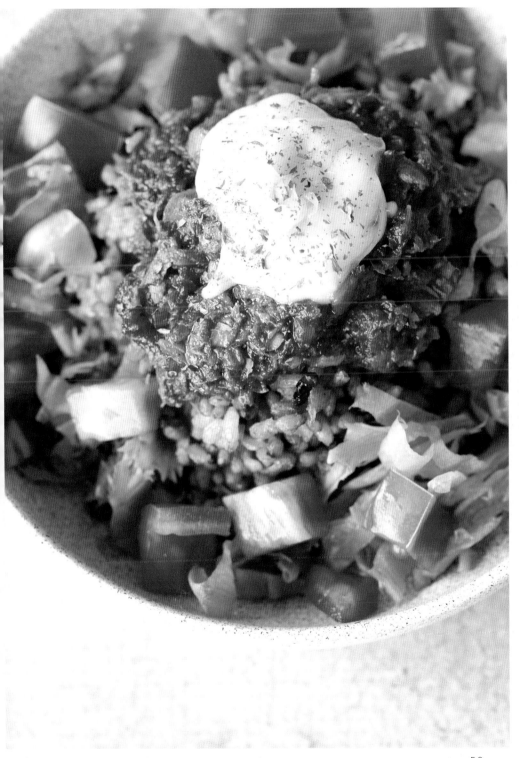

鮭となすの
ねぎだれ丼

材料 ［2食分］

塩鮭の切り身 … 2切れ
塩・こしょう … 各少々
なす … 小2本
片栗粉 … 大さじ1
オリーブオイル … 大さじ1
温かいご飯 … 適量

〈ねぎだれ〉
青ねぎ … 1本
A にんにく（すりおろし）… 小さじ1
白だし … 大さじ1
ごま油 … 大さじ½〜1
鶏ガラスープの素 … 小さじ1
きび砂糖 … 小さじ1

作り方

1 〈ねぎだれ〉を作る。青ねぎはみじん切りにして、Aと混ぜ
合わせる。

2 鮭は食べやすい大きさに切り、塩・こしょうをふる。なすは
縞模様になるよう縦に皮をむき、乱切りにして水にさらす。ポ
リ袋に鮭と水気を拭き取ったなすを入れ、片栗粉をまぶす。

3 フライパンにオリーブオイルを熱し、2を焼く。

4 器に温かいご飯を盛り、3をのせ、〈ねぎだれ〉をかける。
お好みで糸とうがらしをのせる。

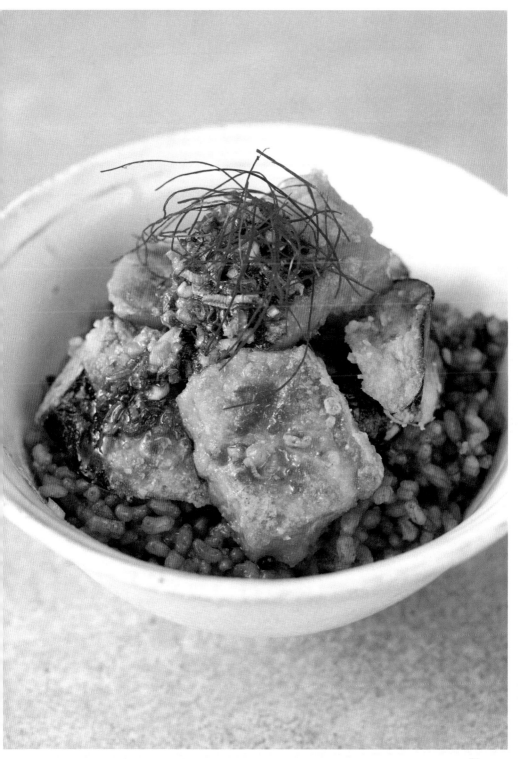

鶏むね肉の プルコギ丼

材料 ［2食分］

鶏むね肉 … 300g
片栗粉 … 大さじ1
もやし … 1袋
赤・黄パプリカ … 各½個
ニラ … ½束
にんじん … ⅓本

A┃にんにく（すりおろし）… 小さじ½
　┃しょうが（すりおろし）… 小さじ½
　┃しょうゆ … 大さじ2
　┃酒 … 大さじ2
　┃はちみつ … 大さじ1
　┃ごま油 … 大さじ1
　┃コチュジャン … 小さじ2
オリーブオイル … 大さじ1
ごま油 … 大さじ1
温かいご飯 … 適量

作り方

1 パプリカは1cm幅、ニラは3cm長さに切る。にんじんは短冊
　切りにする。鶏肉は皮を取り、フォークで表と裏をまんべん
　なく刺し、5mm〜1cm幅のそぎ切りにする。ポリ袋に入れ、
　片栗粉をなじませる。Aは混ぜ合わせておく。

2 フライパンにオリーブオイルを熱し、鶏肉を2分ほど焼く。
　裏返し、ふたをして弱火で3分ほど焼き、取り出しておく。

3 フライパンをきれいにしてごま油を熱し、パプリカとにんじん
　を炒める。油が回ったらもやしとニラを加えて炒め、だい
　たい火が通ったら2とAを加えて炒め合わせる。

4 器に温かいご飯を盛り、3をのせる。

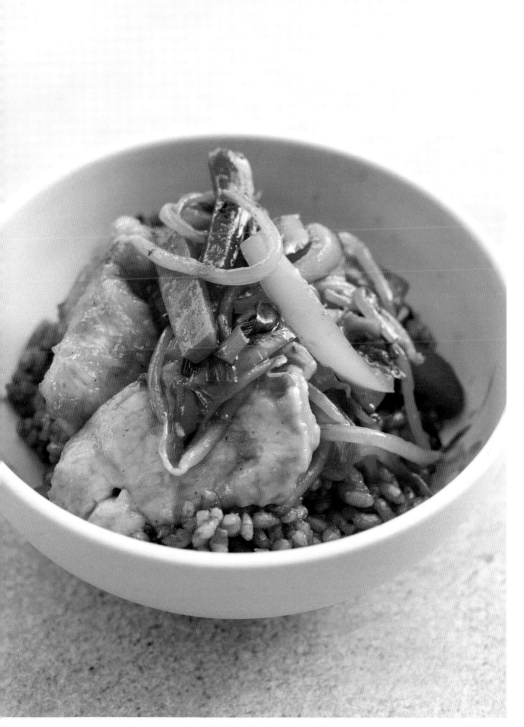

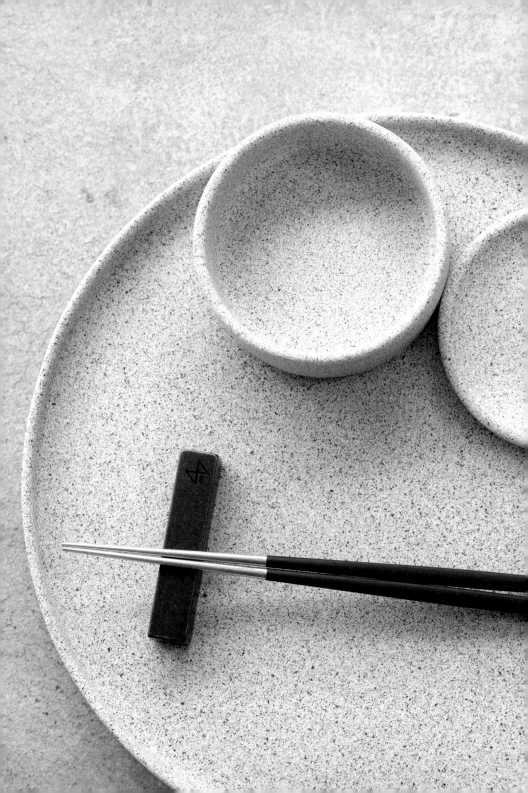

chapter 4

ボリューム満点 メインおかず

　材料一つだけでできる肉料理から、野菜を
たっぷり使った満足感のあるメインおかずを
ご紹介します。豆腐やきのこでかさ増しして、
たっぷり食べても罪悪感を覚えないレシピが
満載です。

チキンチャップ

材料 ［2食分］

鶏むね肉 … 300g
片栗粉 … 大さじ1
玉ねぎ … ½個
しめじ … ¼パック
オリーブオイル … 大さじ2
A ｜ トマトケチャップ … 大さじ3
｜ はちみつ … 大さじ1
｜ ウスターソース … 大さじ1

作り方

1 玉ねぎは1cm幅に切り、しめじはほぐす。鶏肉は皮を取り、フォークで表と裏をまんべんなく刺し、一口大に切ったら、ポリ袋に入れて片栗粉をなじませる。

2 フライパンにオリーブオイル大さじ1を熱し、鶏肉を2分ほど焼く。裏返し、ふたをして弱火で2分ほど焼いたら、取り出しておく。

3 フライパンをきれいにして、オリーブオイル大さじ1を熱し、玉ねぎとしめじを炒める。しんなりしたら**A**と**2**を加え、炒め合わせる。

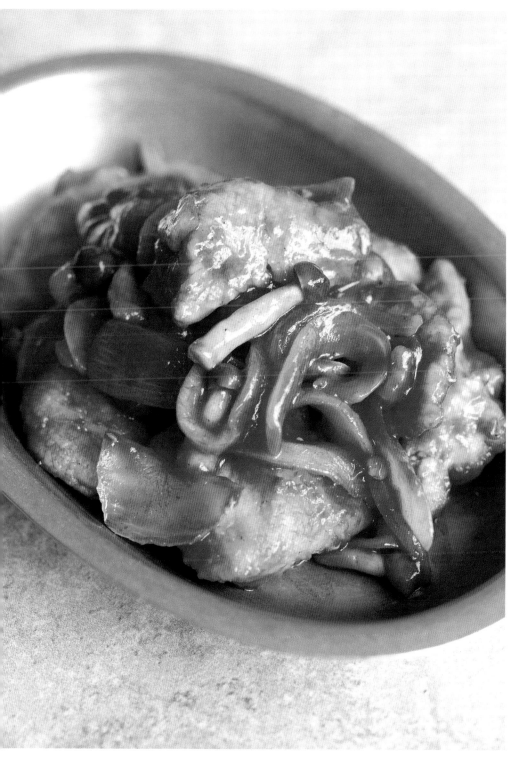

回鍋肉

（ホイコーロー）

材料 ［2食分］

豚ロース肉（薄切り）… 150g

キャベツ … ¼個

ピーマン … 1個

赤・黄パプリカ … 各½個

A｜甜麺醤（テンメンジャン）… 大さじ1

　｜しょうゆ … 大さじ1

　｜酒 … 大さじ1

　｜きび砂糖 … 小さじ2

　｜豆板醤（トウバンジャン）… 小さじ1

　｜みそ … 小さじ1

ごま油 … 大さじ1

作り方

1 キャベツはざく切り、ピーマンとパプリカは乱切りにする。豚肉は食べやすい大きさに切る。Aは混ぜ合わせておく。

2 フライパンにごま油を熱し、パプリカ、キャベツ、ピーマンの順に入れて炒める。しんなりとしたら豚肉を加えて炒め、肉の色が変わったらAを加えて炒める。仕上げに、お好みで卵黄をのせる。

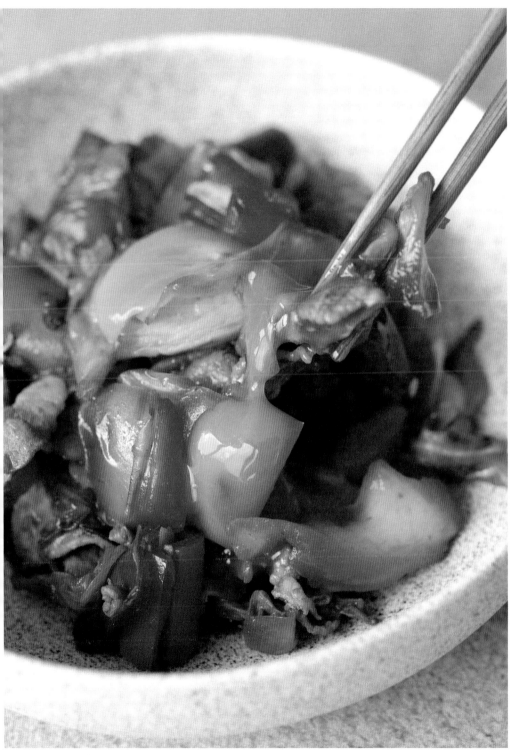

① ねぎ塩鶏つくね
② 大葉の照り焼きつくね

材料 ［2食分］

〈肉だね（①②共通）〉
鶏ひき肉 … 250g
木綿豆腐 … 1丁
玉ねぎ … ½個
えのきだけ … ⅓パック
A｜しょうが（すりおろし）
　｜　… 小さじ1
　｜片栗粉 … 大さじ2
　｜鶏ガラスープの素 … 大さじ1
　｜しょうゆ … 大さじ1
　｜酒 … 大さじ1
　｜塩・こしょう … 各少々
オリーブオイル … 大さじ1

〈①のたれ〉
B｜青ねぎ（みじん切り）… 1本分
　｜にんにく（すりおろし）
　｜　… 小さじ1
　｜白だし … 大さじ1
　｜ごま油 … 大さじ½
　｜鶏ガラスープの素 … 小さじ1
　｜きび砂糖 … 小さじ1
〈②の材料とたれ〉
青じそ … 適量
C｜しょうゆ … 大さじ2
　｜酒 … 大さじ2
　｜みりん … 大さじ2
　｜きび砂糖 … 大さじ2

作り方

1 豆腐はキッチンペーパーで包んで耐熱容器にのせ、電子レンジ（600W）で2分加熱する。玉ねぎはみじん切りにして、電子レンジで2分加熱する。えのきだけは5mm幅に切る。

2 ボウルにひき肉、1、Aを入れてよくこね、小判形に成形する。②は青じそを巻きつける。

3 フライパンにオリーブオイルを熱し、2を焼く。3分ほど焼いたら裏返し、ふたをして弱火で3分ほど焼く。

4 ①はBを混ぜ合わせ、3にかける。お好みで糸とうがらしをのせる。②はCを加えて煮詰まるまで加熱する。

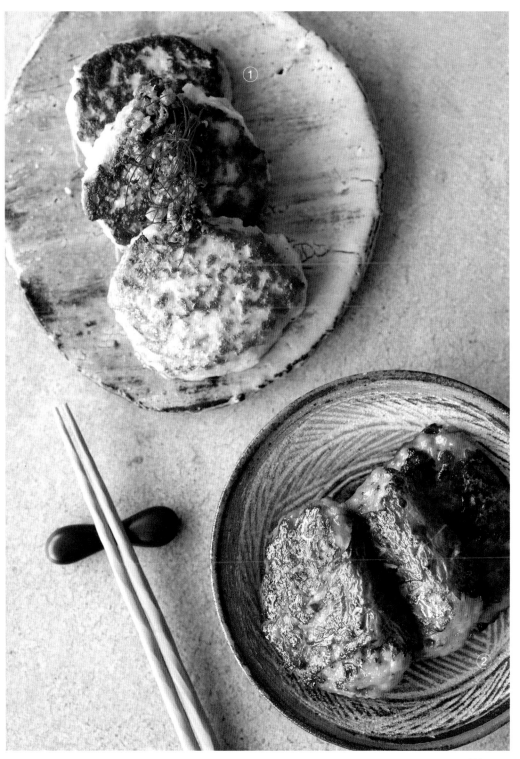

71

塩麹アクアパッツァ

材料 ［2食分］

生ダラの切り身 … 2切れ
ブロッコリー … 100g
ミニトマト … 6個
にんにく … 1かけ
A｜水 … 100㎖
　｜塩麹 … 大さじ2
オリーブオイル … 大さじ1
黒こしょう … 少々

作り方

1 ブロッコリーは小房に分ける。ミニトマトは2等分に切る。にんにくは薄切りにする。

2 フライパンにオリーブオイルを熱し、にんにくを入れる。香りが立ってきたらタラを入れ、片面に焼き色がついたら裏返す。

3 ブロッコリー、ミニトマト、Aを加え、ふたをして弱火で5分ほど焼く。仕上げに黒こしょうをふる。

You won't gain weight *"even if you eat a lot".*

former professional footballer

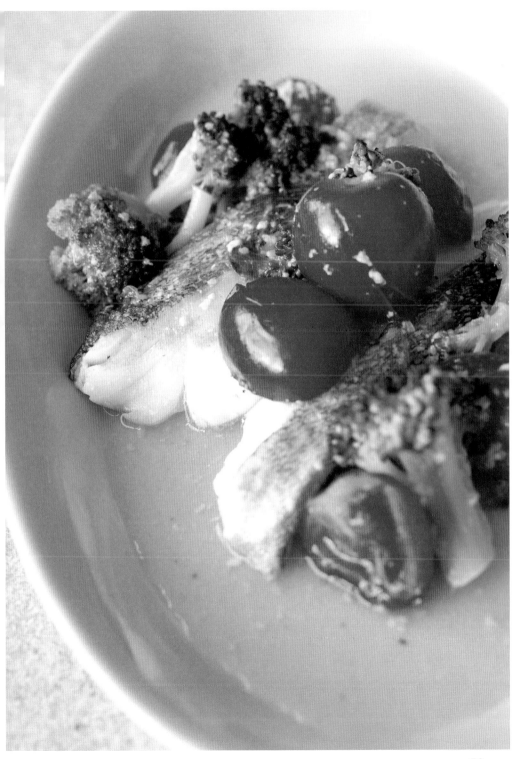

ヤンニョム鮭

材 料 ［2食分］

生鮭の切り身 … 2切れ
塩・こしょう … 各少々
片栗粉 … 大さじ1

A｜ にんにく（すりおろし） … 大さじ1
　｜ コチュジャン … 大さじ2
　｜ 酒 … 大さじ2
　｜ トマトケチャップ … 大さじ1
　｜ きび砂糖 … 大さじ1
　｜ しょうゆ … 大さじ1
　｜ みりん … 大さじ1
　｜ ごま油 … 小さじ2

ごま油 … 大さじ1
白いりごま … 適量

作り方

1　鮭は食べやすい大きさに切り、ポリ袋に入れて塩・こしょうと片栗粉をまぶす。Aは混ぜ合わせる。

2　フライパンにごま油を熱し、**1**を焼く。片面に焼き色がついたら裏返し、ふたをして弱火で2分ほど焼く。

3　**2**に**A**を加えてひと煮立ちさせ、鮭に絡める。仕上げに白ごまをかける。

You won't gain weight *"even if you eat a lot."*

former professional footballer

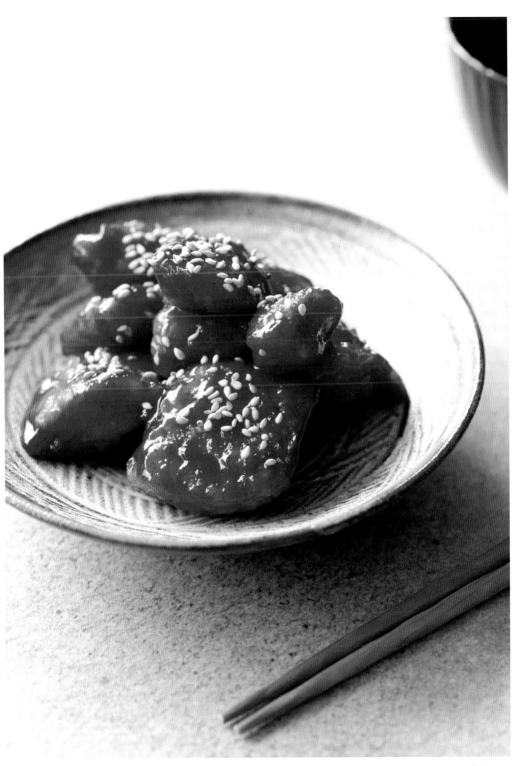

スペイン風オムレツ

材 料　［2食分］

卵 … 3個
絹ごし豆腐 … 150g
玉ねぎ … ¼個
赤パプリカ … ½個
にんじん … ¼本

A｜コンソメスープの素 … 大さじ1
　｜塩 … 小さじ¼
　｜黒こしょう … 少々
オリーブオイル … 大さじ1 ½

作り方

1　玉ねぎ、パプリカ、にんじんはみじん切りにする。

2　ボウルに豆腐を入れ、泡立て器などでつぶしながら混ぜる。卵を加え、溶きほぐしながらよく混ぜ、**A**を加えてさらに混ぜる。

3　フライパンにオリーブオイル大さじ½を熱し、**1**を炒める。火が通ったら、**2**に加えて混ぜる。

4　フライパンをきれいにして、オリーブオイル大さじ1を熱し、**3**を全量流し入れる。表面が半熟になるまで加熱したら、一旦火を止めて皿をかぶせ、フライパンごと裏返して取り出す。滑らせるようにしてフライパンに戻し、弱火で4〜5分焼く。

5　食べやすい大きさに切り、お好みでトマトケチャップを添える。

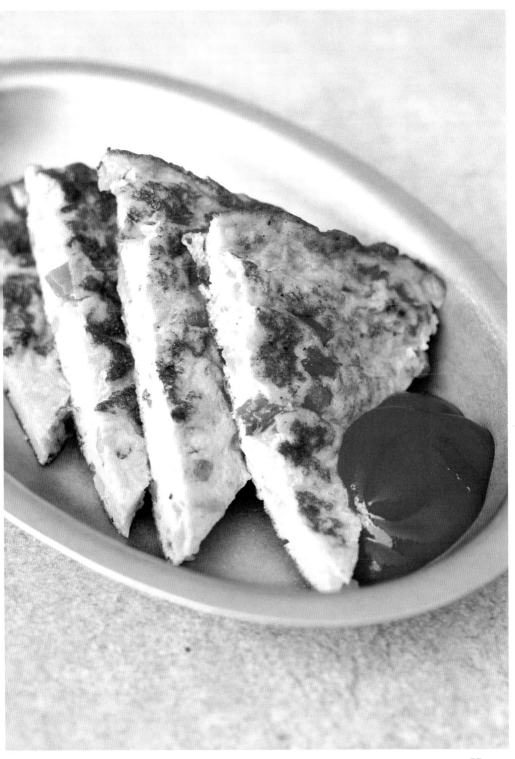

卵と豚肉の 中華炒め

You won't gain weight "even if you eat a lot".

Goto Keigami

former professional footballer

材料 ［2食分］

豚ロース肉（薄切り）… 100g
むきえび … 30g
玉ねぎ … ½個
乾燥きくらげ … 水で戻して20g
卵 … 3個
A｜にんにく（すりおろし）… 小さじ1
　｜塩麹 … 大さじ1
　｜鶏ガラスープの素 … 小さじ2
ごま油 … 大さじ1

作り方

1 玉ねぎは薄切り、きくらげは食べやすい大きさに切る。

2 フライパンにごま油を熱し、玉ねぎを炒める。しんなりとしたら、豚肉、えび、きくらげを加えて炒める。

3 豚肉の色が変わったらAを加えて炒める。溶きほぐした卵を加え、混ぜながら炒める。仕上げにお好みで糸とうがらしをのせる。

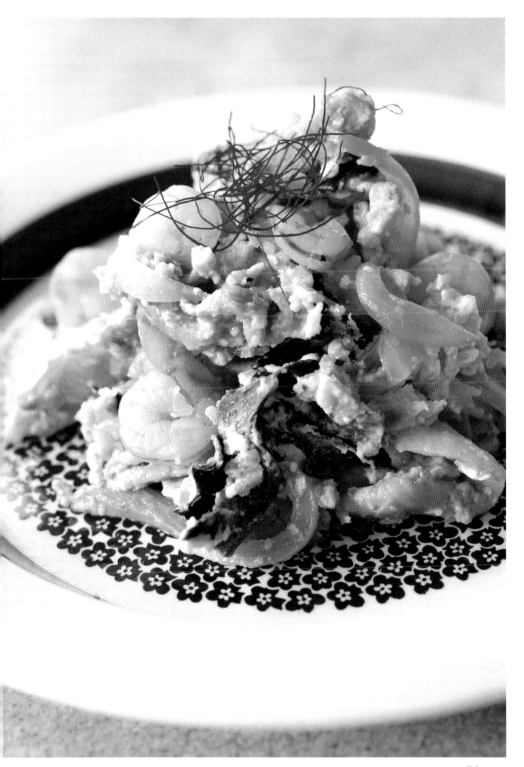

塩麹鶏テキ

材料 ［2食分］

鶏むね肉 … 300g
にんにく … 1かけ
A｜塩麹 … 大さじ1
　｜片栗粉 … 大さじ1
　｜酒 … 大さじ1
オリーブオイル … 大さじ1
B｜きび砂糖 … 大さじ1½
　｜ウスターソース … 大さじ1
　｜トマトケチャップ … 大さじ1
　｜しょうゆ … 大さじ1

作り方

1 にんにくは薄切りにする。鶏肉は皮を取り、厚さを半分に
切り、それぞれ長い辺1辺に2〜3cm幅の切り込みを入れる。
ポリ袋に鶏肉とAを入れて揉み込む。

2 フライパンにオリーブオイルを熱し、にんにくを炒める。カリッ
としたら取り出し、鶏肉を並べて焼く。片面に焼き色がつ
いたら裏返し、ふたをして弱火で3分ほど焼く。

3 鶏肉をフライパンの端に寄せ、Bを加えて煮立たせながら
鶏肉に絡ませる。仕上げに2のにんにくをのせる。

You won't gain weight *"even if you eat a lot."*

former
professional footballer

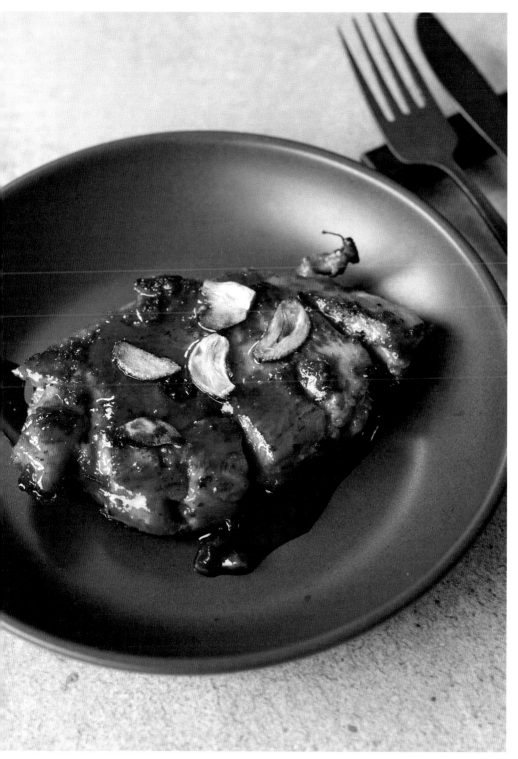

鮭のピリ辛あえ

材料 ［2食分］

生鮭の切り身 … 2切れ
まいたけ … 1パック
えのきだけ … ½パック
長ねぎ … ½本
A｜オイスターソース … 大さじ1
　｜酒 … 大さじ1
　｜豆板醤（トウバンジャン） … 小さじ1
　｜きび砂糖 … 小さじ1
　｜しょうゆ … 小さじ1
ごま油 … 大さじ1

作り方

1 まいたけは小房に分ける。えのきだけは2cm幅に切る。長ねぎは1cm幅の斜め切り、鮭は食べやすい大きさに切る。

2 フライパンにごま油を熱し、まいたけ、えのきだけと長ねぎを炒める。油が回ったら鮭を加え、火が通るまで炒める。

3 Aを加えて炒め合わせる。仕上げにお好みで糸とうがらしをのせる。

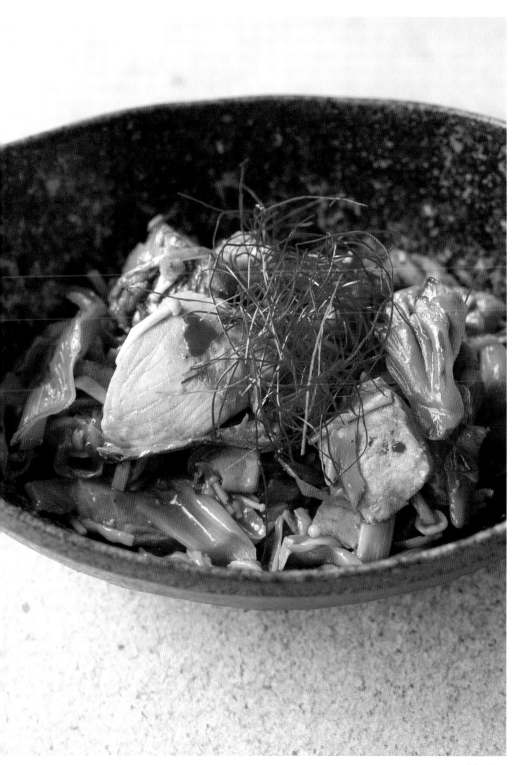

酢鶏

材料 ［2食分］

鶏むね肉 … 300g
片栗粉 … 大さじ1
ピーマン … 1個
赤・黄パプリカ … 各½個
玉ねぎ … ½個
A｜酢 … 大さじ4
　｜はちみつ … 大さじ3
　｜トマトケチャップ … 大さじ3
　｜しょうゆ … 小さじ1
オリーブオイル … 大さじ2

作り方

1 ピーマンとパプリカは乱切り、玉ねぎは薄切りにする。鶏肉
　は皮を取り、フォークで表と裏をまんべんなく刺し、一口大
　に切る。ポリ袋に入れて、片栗粉をまぶす。

2 フライパンにオリーブオイル大さじ1を熱し、鶏肉を2分ほど
　焼く。裏返し、ふたをして弱火で3分ほど焼いたら、取り出
　しておく。

3 フライパンをきれいにして、オリーブオイル大さじ1を熱し、
　ピーマン、パプリカ、玉ねぎを炒める。しんなりとしたら**2**
　と**A**を加えて炒め合わせる。

You won't gain weight *"even if you eat a lot."*

Goto Keisuke former professional footballer

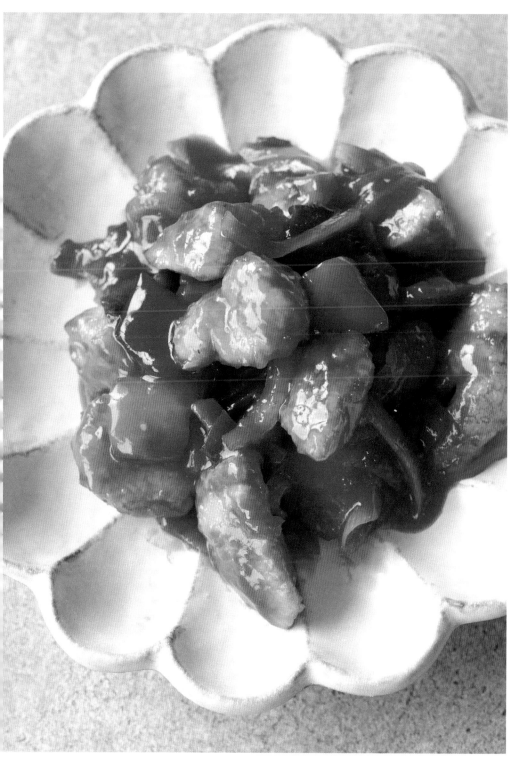

タンパク質多め
で筋力＆代謝アップ

カロリーオフ
なのに満足

低糖質で
血糖値の上昇を防ぐ

塩麹で
美肌＆代謝アップ

塩麹青のりチキン

材 料 ［2食分］

鶏むね肉 … 300ｇ
A｜片栗粉 … 大さじ2
　｜塩麹 … 大さじ1
　｜めんつゆ（4倍濃縮）… 大さじ1
　｜青のり … 大さじ2
オリーブオイル … 大さじ1

作り方

1 鶏肉は皮を取り、フォークで表と裏をまんべんなく刺し、一
　口大に切る。ポリ袋に鶏肉とＡを入れて揉み込み、冷蔵庫
　に入れて15分ほど置く。

2 フライパンにオリーブオイルを熱し、**1**を2分ほど焼く。裏返し、
　ふたをして弱火で3分ほど焼く。

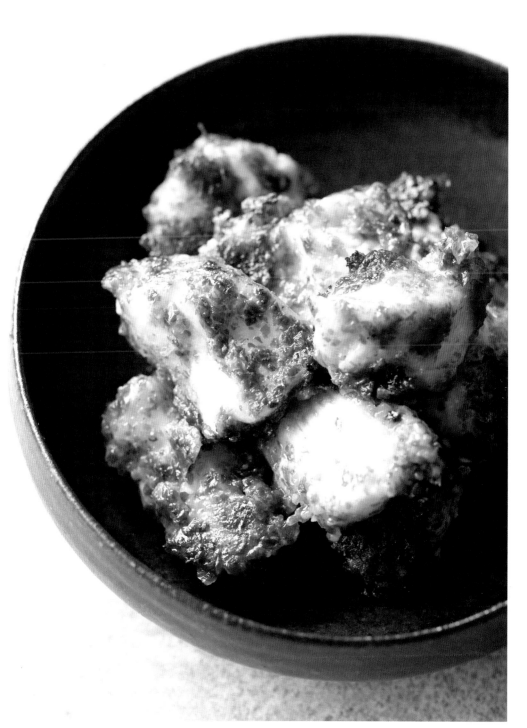

鶏むね肉の
クリームソース

材料 ［2食分］

鶏むね肉 … 300g
A｜酒 … 大さじ1
　｜塩 … 小さじ1弱
ほうれん草 … ½束
玉ねぎ … ½個

B｜牛乳 … 200㎖
　｜米粉 … 大さじ2
　｜コンソメスープの素 … 小さじ1
　｜塩・こしょう … 各少々
バター … 5g

作り方

1 鶏肉は皮を取り、フォークで表と裏をまんべんなく刺す。耐熱のファスナーつき保存袋に入れてAを揉み込み、空気を抜きながら口を閉じる。

2 鍋にたっぷりの水を入れて沸かし、1を袋ごと入れる。火を止め、ふたをして45分以上置く。【→p14「鶏ハム」参照】

3 ほうれん草は3㎝長さに、玉ねぎは薄切りにする。

4 フライパンにバターを熱し、玉ねぎとほうれん草を炒める。しんなりとしたらBを加え、とろみがつくまで煮込む。

5 器に4を盛り、2をのせる。お好みでレモンの輪切りをのせる。

You won't gain weight "even if you eat a lot."
former professional footballer

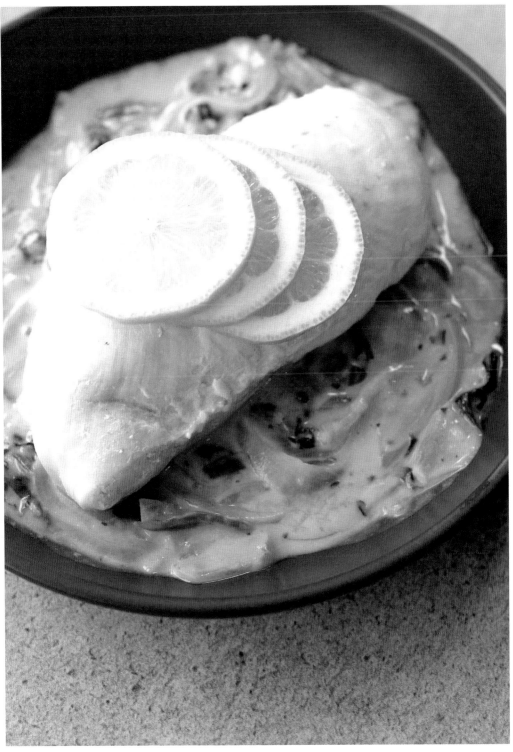

海鮮の
オイスター炒め

材料 ［2食分］

冷凍シーフードミックス
　… 150g
ホタテ水煮缶 … 1缶
ブロッコリー … 150g
赤・黄パプリカ … 各½個

A｜にんにく（すりおろし）… 小さじ1
　｜塩麹 … 大さじ1
　｜オイスターソース … 大さじ1
　｜酒 … 大さじ1
　｜きび砂糖 … 小さじ1
　｜しょうゆ … 小さじ1
　｜塩・こしょう … 各少々
オリーブオイル … 大さじ1

作り方

1 ブロッコリーは小房に分ける。耐熱容器に水大さじ1（分量
　外）とともに入れ、ふんわりとラップをかけ、電子レンジ
　（600W）で3分加熱する。パプリカは乱切りにする。

2 フライパンにオリーブオイルを熱し、ブロッコリーとパプリカ
　を炒める。しんなりとしたら凍ったままのシーフードミックス
　と汁気を切ったホタテ缶を加え、炒める。

3 Aを加えて炒め合わせる。

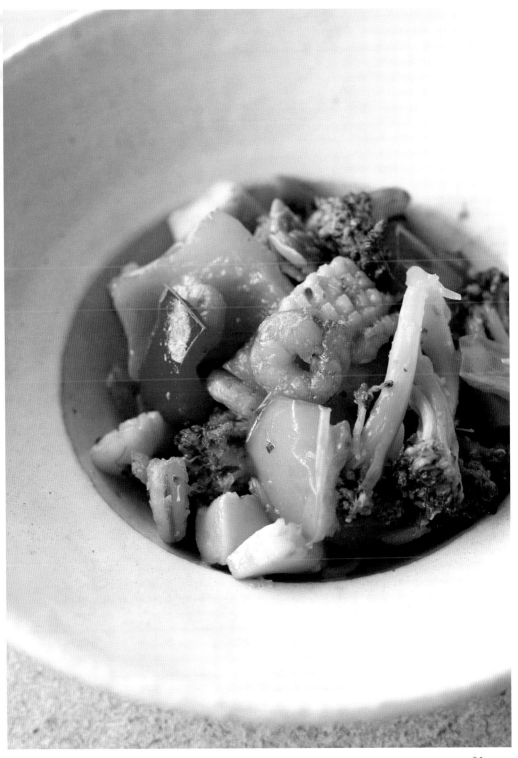

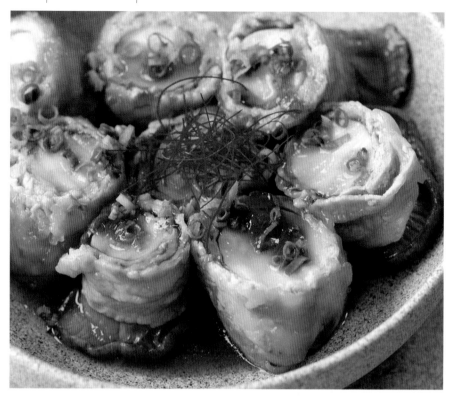

肉巻きエリンギの照り焼き

材　料 ［2食分］

豚ロース肉（薄切り）
　… 150〜200ｇ
エリンギ … 4本
片栗粉 … 大さじ1
A しょうゆ … 大さじ2
　　 酒 … 大さじ2
　　 みりん … 大さじ2
　　 きび砂糖 … 大さじ1
オリーブオイル … 小さじ1
酒 … 大さじ2

作り方

1　エリンギに豚肉を巻きつけ、片栗
　粉をまぶす。
2　フライパンにオリーブオイルを熱し、
　1を並べ入れる。片面に焼き色
　がついたら裏返し、酒を加え、ふ
　たをして弱火で5分ほど焼く。
3　Aを加えて絡め、食べやすい大き
　さに切る。仕上げに、お好みで
　糸とうがらしと小口切りにした青
　ねぎをのせる。

chapter *5*

具だくさんスープ

　ささっと食事を済ませたいときや、忙しい朝は具だくさんスープをどうぞ。野菜とタンパク質がたっぷり摂れて、ヘルシーなのに満腹になれるレシピを集めました。もちろん、献立の中に加えてもOKです。

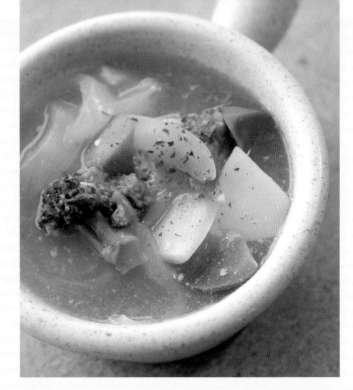

タンパク質多め
で筋力&代謝アップ

カロリーオフ
なのに満足

塩麹 で
美肌&代謝アップ

Yuto Kazama
former
professional footballer

和風ポトフ

材 料 ［片手鍋1個分］

鶏むね肉 … 300g
にんじん … ½本
じゃがいも … 2個
ブロッコリー … 50g
玉ねぎ … 1個
A｜片栗粉 … 大さじ2
　｜塩 … 小さじ½
B｜水 … 800㎖
　｜和風だしの素
　｜　… 大さじ1 ½
　｜塩麹 … 大さじ1

作り方

1　にんじんとじゃがいもは乱切りにして、じゃがいもは水にさらす。耐熱容器ににんじんとじゃがいもを入れ、ふんわりとラップをかけて電子レンジ（600W）で3分加熱する。ブロッコリーは小房に分け、水大さじ1（分量外）とともに耐熱容器に入れて電子レンジで1分加熱する。玉ねぎは1cm幅に切る。

2　鶏肉は皮を取り、フォークで表と裏をまんべんなく刺し、一口大に切ったら、ポリ袋に入れてAをまぶす。

3　鍋にB、1を入れて火にかける。沸いてから10分ほど煮込んだら鶏肉を加え、さらに3〜5分煮る。お好みで乾燥パセリをふる。

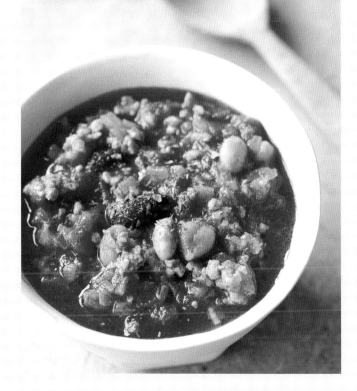

チリコンカン風スープ

材料 ［片手鍋1個分］

豚ひき肉 … 250g
玉ねぎ … 1個
ミックスビーンズ … 100g
カットトマト缶 … 400g
A 水 … 200㎖
コンソメスープの素 … 大さじ2
チリパウダー … 小さじ1
クミンパウダー … 小さじ1
塩・こしょう … 各少々
オリーブオイル … 大さじ1
にんにく（すりおろし）… 小さじ1

作り方

1 玉ねぎはみじん切りにする。
2 鍋にオリーブオイルとにんにくを入れて熱し、香りが立ったら玉ねぎを炒める。透明になってきたらひき肉を加え、炒める。
3 ひき肉の色が変わったらミックスビーンズ、トマト缶、**A**を加えて煮込む。お好みで乾燥パセリをふる。

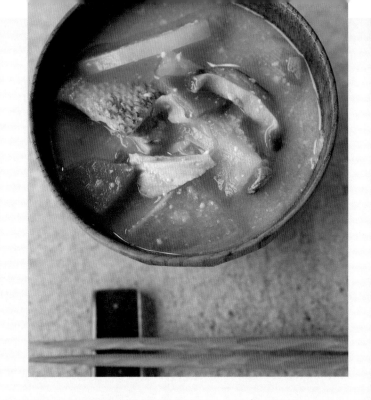

カロリーオフ
なのに満足

食物繊維で
お腹整う

former
professional footballer

粕汁

材 料 [片手鍋1個分]

生鮭の切り身 … 2切れ
大根 … ⅓本
にんじん … ⅓本
長ねぎ … ½本
しいたけ … 3個
水 … 900㎖
和風だしの素 … 小さじ2
酒粕 … 30g
みそ … 大さじ3

作り方

1 大根とにんじんはいちょう切りにする。長ねぎは斜め薄切り、しいたけは軸を取り1㎝幅に切る。鮭は食べやすい大きさに切る。

2 鍋に水、和風だしの素、大根、にんじん、長ねぎ、しいたけを入れて火にかける。煮立ったら鮭を加えて火が通るまで煮る。

3 ボウルに酒粕を入れ、2の汁を少量混ぜて溶かし、鍋に加える。みそを溶かし入れ、ひと煮立ちさせる。

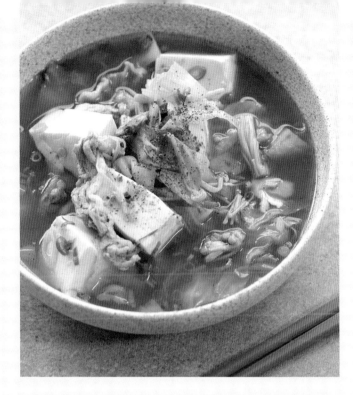

スンドゥブチゲ風

材料　[片手鍋1個分]

豚ロース肉（薄切り）… 150g
絹ごし豆腐 … 1丁
キャベツ … ⅛個
ニラ … ½束
えのきだけ … ½パック
あさり水煮缶 … 1缶
水 … 600㎖
ごま油 … 小さじ1
A｜長ねぎ（みじん切り）… 大さじ1
　｜にんにく（すりおろし）… 小さじ1
　｜鶏ガラスープの素 … 大さじ2
　｜コチュジャン … 大さじ1
　｜ごま油 … 大さじ1
　｜酒 … 大さじ1
　｜一味とうがらし … 大さじ½
　｜しょうゆ … 小さじ2
　｜きび砂糖 … 小さじ1

作り方

1 豆腐は食べやすい大きさに切る。
キャベツはざく切り、ニラとえのきは
3㎝長さに切る。Aは混ぜ合わせる。

2 鍋にごま油を熱し、豚肉とキャベツ
を炒める。豚肉の色が変わったら水、
ニラ、えのき、汁気を切ったあさり缶、
豆腐を加える。

3 煮立ったらAを加えてさらに煮込む。
お好みで一味とうがらしをふり、小
口切りにした青ねぎをちらす。

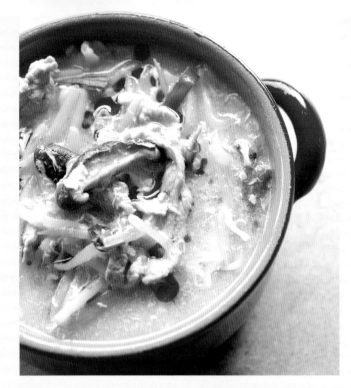

しらたき酸辣湯

材料 ［片手鍋1個分］

豚ロース肉（薄切り）… 120g
しらたき … 200g
もやし … ½袋
ニラ … ¼束
しいたけ … 2個
卵 … 2個
A｜水 … 800㎖
　｜しょうゆ … 大さじ2
　｜酢 … 大さじ1½
　｜鶏ガラスープの素 … 小さじ2
　｜塩・こしょう … 各少々
ごま油 … 大さじ1
水溶き片栗粉 … 大さじ3
　（水大さじ2＋片栗粉大さじ1）
ラー油 … 適量

作り方

1 ニラは3㎝長さ、しいたけは軸を取り、1㎝幅に切る。

2 しらたきは食べやすい大きさに切り、沸騰した湯で3分ゆでたあと、フライパンで水気が飛ぶまで乾煎りする。

3 鍋にごま油を熱し、1、もやし、豚肉を炒める。しんなりとしたらAを加える。煮立ったら水溶き片栗粉を加えてとろみをつけ、溶きほぐした卵を回し入れる。

4 器に2と3を入れ、ラー油をかける。

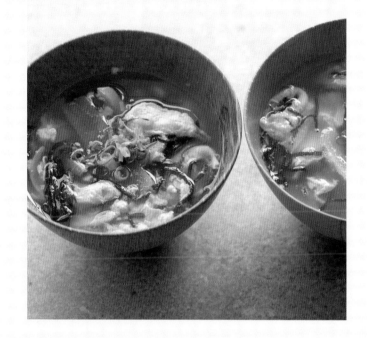

カロリーオフ
なのに満足

食物繊維で
お腹整う

低糖質で
血糖値の上昇を防ぐ

もずくと押し麦のスープ

材 料 ［片手鍋1個分］

もずく … 150g
押し麦 … 20g
玉ねぎ … 1個
にんじん … ½本
卵 … 3個
A｜水 … 900㎖
　｜鶏ガラスープの素 … 大さじ2
　｜しょうゆ … 大さじ½
　｜塩 … 少々

作り方

1 玉ねぎは1㎝幅、にんじんは短冊切りにする。もずくは洗って水気を切る。
2 鍋にA、1、押し麦を入れて沸かす。
3 野菜に火が通ったら溶きほぐした卵を回し入れる。お好みで小口切りにした青ねぎをのせる。

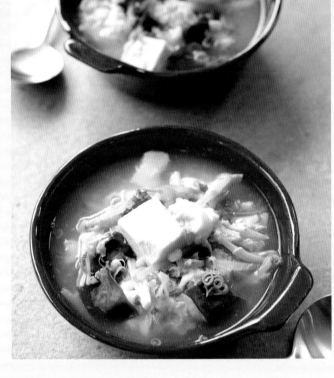

You won't gain weight "even if you eat a lot."

佐藤寿人
former
professional footballer

塩麹と卵のスープ

材料 ［片手鍋1個分］

絹ごし豆腐 … 1丁
もやし … ½袋
えのきだけ … ½パック
乾燥わかめ … 3g
卵 … 2個
A | 水 … 900mℓ
　 | 塩麹 … 大さじ2
　 | 鶏ガラスープの素
　 | 　 … 大さじ2

作り方

1 豆腐はさいの目切り、えのきだけは3
　等分の長さに切る。
2 鍋にA、えのきだけ、もやしを入れ
　て火にかける。ひと煮立ちしたらわ
　かめと豆腐を加えて煮込む。
3 野菜に火が通ったら溶きほぐした卵
　を回し入れる。お好みで小口切りに
　した青ねぎをのせる。

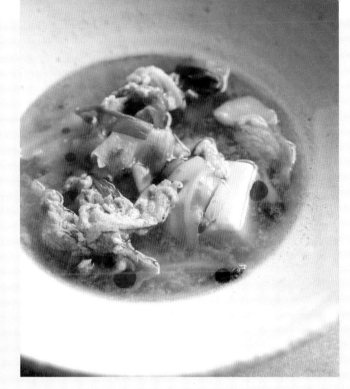

タンパク質多め
で筋力＆代謝アップ

低糖質で
血糖値の上昇を防ぐ

塩麹で
美肌＆代謝アップ

ピリ辛塩麹スープ

材料 ［片手鍋1個分］

豚ロース肉（薄切り）… 150g
絹ごし豆腐 … 1丁
キャベツ … ⅙個
ニラ … ½束
しめじ … ½パック
A｜水 … 800㎖
　｜塩麹 … 大さじ2
　｜鶏ガラスープの素 … 大さじ2
ごま油 … 大さじ1
豆板醤 … 小さじ1
（トウバンジャン）
ラー油 … 適量

作り方

1　豆腐はさいの目切り、キャベツはざく
　切り、ニラは3㎝長さに切る。しめじ
　は小房に分ける。

2　鍋にごま油を熱し、キャベツ、豚肉、
　しめじ、ニラの順に加えて炒め、A
　を加えて煮込む。

3　肉と野菜に火が通ったら豆板醤と豆
　腐を加えてひと煮立ちさせ、ラー油
　をかける。

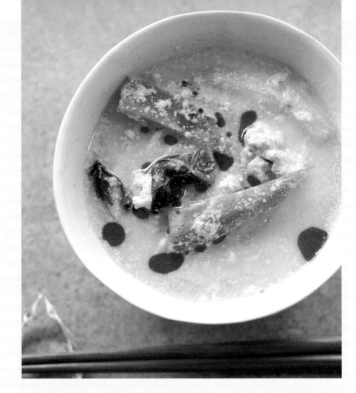

タンパク質多め
で筋力＆代謝アップ

豆乳ごまみそスープ

材 料 ［片手鍋1個分］

鶏ひき肉 … 200g
ほうれん草 … ½束
にんじん … ½本
玉ねぎ … ½個
しいたけ … 2個
水 … 500㎖
A｜豆乳（無調整）… 400㎖
　｜みそ … 大さじ3〜4
　｜白すりごま … 大さじ3
　｜和風だしの素 … 小さじ1
ごま油 … 大さじ1

作り方

1 ほうれん草は3㎝長さ、にんじんは
短冊切り、玉ねぎは1㎝幅に切る。
しいたけは軸を取り、1㎝幅に切る。

2 鍋にごま油を熱し、にんじんと玉ねぎ
を炒める。しんなりとしたらひき肉を
加え、炒める。肉の色が変わったら
水を加えて加熱し、ひと煮立ちした
らほうれん草としいたけを加える。

3 Aを加え、沸騰させない程度に煮る。
お好みでラー油をかける。

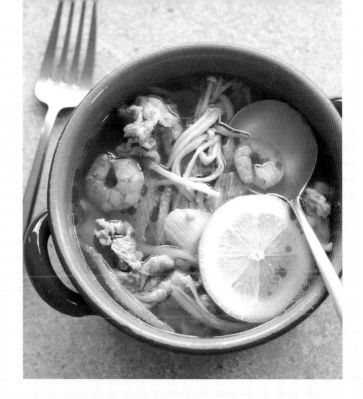

食物繊維で
お腹整う

低糖質で
血糖値の上昇を防ぐ

えびと豚肉のエスニックスープ

材料 [片手鍋1個分]

冷凍むきえび … 100g
豚ロース肉（薄切り）… 100g
長ねぎ … 1本
もやし … ½袋
えのきだけ … ½パック
A｜水 … 800㎖
　｜ナンプラー … 大さじ3
　｜鶏ガラスープの素 … 大さじ2
ごま油 … 小さじ1
しょうが（すりおろし）… 小さじ½
レモンの輪切り … 適量

作り方

1 長ねぎは1㎝幅の斜め切り、えのき
　だけは3㎝長さに切る。

2 鍋にごま油としょうがを熱し、豚肉を
　炒める。肉の色が変わったら凍った
　ままのえび、1、もやし、Aを加えて
　野菜に火が通るまで煮込む。

3 器に盛り、レモンをのせる。お好み
　でラー油をかける。

chapter *6*

あともう一品の副菜

　あと一品ほしいときの簡単副菜レシピです。冷蔵庫にある食材、手に入りやすい食材ですぐにできるだけでなく、彩りも意識して、献立が映えるメニューになっています。作りおきをしておけば、忙しい毎日の献立にも役立ちます。

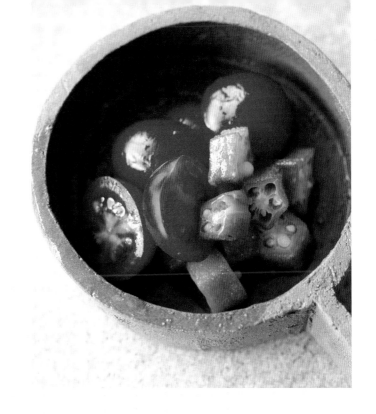

カロリーオフ
なのに満足

塩麹 で
美肌＆代謝アップ

トマトとオクラの塩麹マリネ

材料 ［2食分］

ミニトマト … 6個
オクラ … 70g
A｜酢 … 大さじ3
　｜塩麹 … 大さじ1
　｜はちみつ … 小さじ2
　｜オリーブオイル … 小さじ2
　｜塩 … 少々

作り方

1 ミニトマトは2等分に切る。オクラは
　塩少々（分量外）で板ずりしてゆで、
　1cm幅の小口切りにする。
2 ボウルに**1**と**A**を入れてあえる。

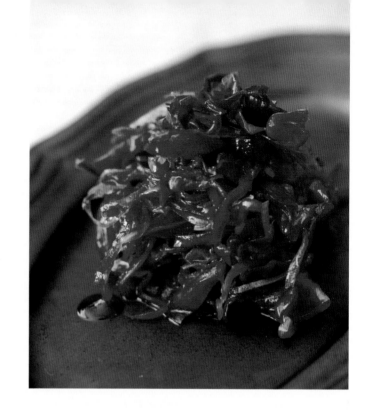

カロリーオフ
なのに満足

食物繊維で
お腹整う

塩麹 で
美肌＆代謝アップ

紫キャベツの塩麹ラペ

材料 ［2食分］

紫キャベツ … ¼個
A｜酢 … 大さじ4
　｜はちみつ … 大さじ2
　｜塩麹 … 小さじ2
　｜オリーブオイル … 小さじ2
　｜塩・こしょう … 各少々

作り方

1 紫キャベツはせん切りにして塩少々
　（分量外）をふって揉み、水気を絞る。
2 ボウルに**1**と**A**を入れてあえる。

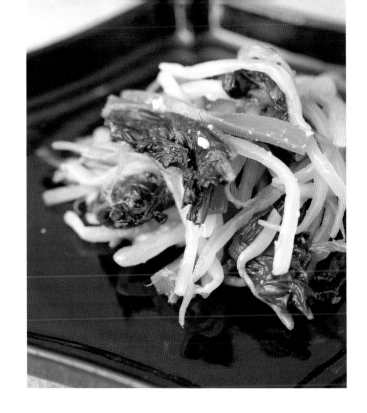

カロリーオフ
なのに満足

食物繊維で
お腹整う

塩麹で
美肌&代謝アップ

塩麹ナムル

材料 ［2食分］

ほうれん草 … ½束
にんじん … ½本
もやし … 1袋
A｜にんにく（すりおろし） … 小さじ½
　｜しょうが（すりおろし） … 小さじ½
　｜ごま油 … 小さじ2
　｜塩麹 … 小さじ1
　｜鶏ガラスープの素 … 小さじ1
　｜白いりごま … 適量

作り方

1 ほうれん草はラップで包み、電子レンジ（600W）で2分加熱したら水にさらし、粗熱が取れたら水気を絞り、3cm長さに切る。

2 にんじんは3cm長さの細切りにする。耐熱容器にもやしとにんじんを入れ、ふんわりとラップをかけて電子レンジで3分加熱する。

3 2に1とAを入れてあえる。

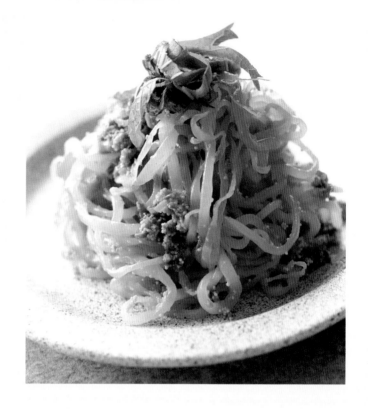

食物繊維で
お腹整う

低糖質で
血糖値の上昇を防ぐ

しらたき明太子

材 料	[2食分]

しらたき … 200g
青ねぎ … 適量
A | 辛子明太子
　 … 20g（皮を取り除く）
　 バター（有塩）… 10g
　 しょうゆ … 小さじ1

作り方

1 フライパンに湯を沸かし、塩小さじ1
　（分量外）を入れ、しらたきを3分ゆ
　でる。水気を切り、フライパンで水
　分がなくなるまで乾煎りする。
2 火を止めて小口切りにした青ねぎと
　Aを加えてあえる。お好みで細切り
　にした青じそをのせる。

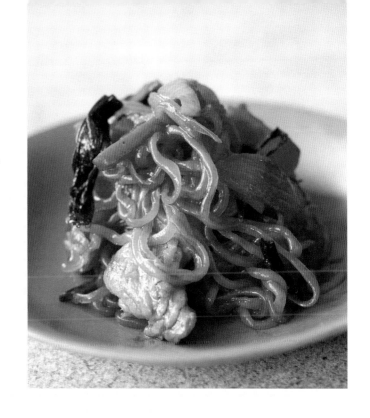

しらたきチャプチェ

材料 ［2食分］

しらたき … 200ｇ
豚ロース肉（薄切り）… 150ｇ
玉ねぎ … 1個
ニラ … ½束
にんじん … ½本
A｜しょうゆ … 大さじ2
　｜酒 … 大さじ2
　｜コチュジャン … 大さじ1
　｜みりん … 大さじ1
　｜きび砂糖 … 小さじ1
ごま油 … 大さじ1

作り方

1 フライパンに湯を沸かし、塩小さじ1（分
　量外）を入れ、しらたきを3分ゆでる。
　水気を切り、フライパンで水分がなくな
　るまで乾煎りし、取り出しておく。

2 玉ねぎは1cm幅、ニラは3cm長さ、に
　んじんは短冊切りにする。

3 フライパンにごま油を熱し、玉ねぎとに
　んじんを炒める。火が通ったら豚肉と
　ニラを加え、肉の色が変わったら**1**を
　加える。

4 **A**を加え、汁気がなくなるまで炒める。

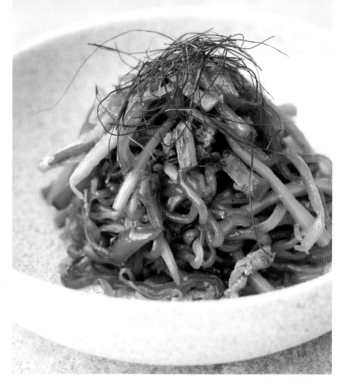

食物繊維で
お腹整う

低糖質で
血糖値の上昇を防ぐ

チンジャオ ロー スー
青椒肉絲しらたき

材料 [2食分]

しらたき … 200g
豚ひき肉 … 150g
ピーマン … 2個
たけのこ水煮（細切り）… 100g
A｜ オイスターソース … 大さじ2
　　しょうゆ … 大さじ2
　　酒 … 大さじ2
　　鶏ガラスープの素 … 大さじ1
　　きび砂糖 … 大さじ1
ごま油 … 大さじ1

作り方

1 フライパンに湯を沸かし、塩小さじ1
　（分量外）を入れ、しらたきを3分
　ゆでる。水気を切り、フライパンで
　水分がなくなるまで乾煎りし、取り
　出しておく。
2 ピーマンは細切りにする。
3 フライパンにごま油を熱し、1、ピー
　マン、たけのこ、ひき肉を炒める。
　肉の色が変わったらAを加え、水
　分がなくなるまで炒める。お好みで
　糸とうがらしをのせる。

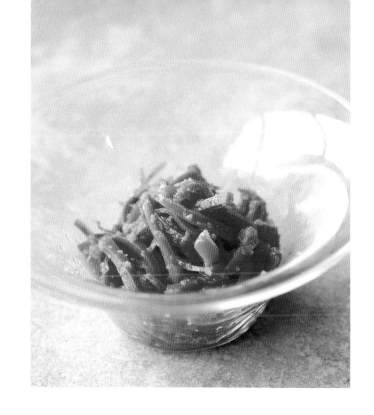

カロリーオフ
なのに満足

食物繊維で
お腹整う

にんじん明太子

材料 ［2食分］

にんじん … 1本
辛子明太子 … 1本
めんつゆ（4倍濃縮）… 大さじ1
ごま油　小さじ1

作り方

1 にんじんは3cm長さの細切りにして耐熱容器に入れ、ふんわりとラップをかけて電子レンジ（600W）で3分加熱する。
2 1に皮を取り除いた辛子明太子、めんつゆ、ごま油を加えてあえる。

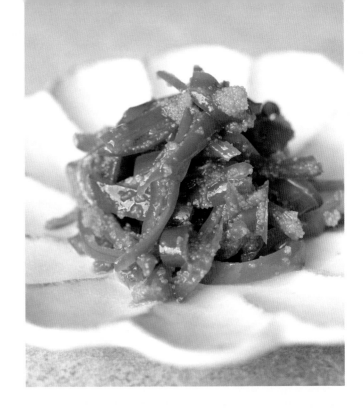

You won't gain weight *"even if you eat a lot"*.

Yuto Kizawa

former
professional footballer

ピーマン明太子

材料 ［2食分］

ピーマン … 2個
辛子明太子 … 1本
めんつゆ（4倍濃縮）… 大さじ1
ごま油 … 小さじ1

作り方

1 ピーマンは細切りにして、耐熱容器に入れ、ふんわりとラップをかけて電子レンジ（600 W）で2分加熱する。

2 1に皮を取り除いた辛子明太子、めんつゆ、ごま油を加えてあえる。

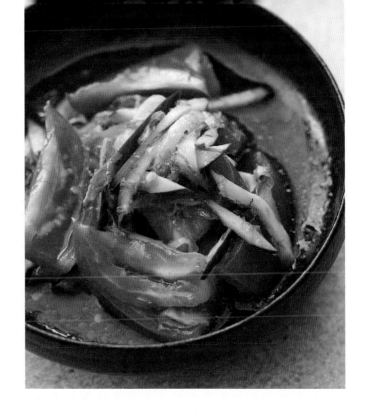

トマトのおかかあえ

材料 ［2食分］

トマト … 1個
きゅうり … ½本
削り節 … 1袋（約2g）
A｜酢 … 大さじ4
　｜オリーブオイル … 大さじ2
　｜はちみつ … 小さじ2
　｜塩 … 少々

作り方

1 トマトはくし形切り、きゅうりは細切りにする。
2 ボウルに**A**を入れて混ぜ合わせ、**1**と削り節を加えてあえる。

食物繊維で
お腹整う

低糖質で
血糖値の上昇を防ぐ

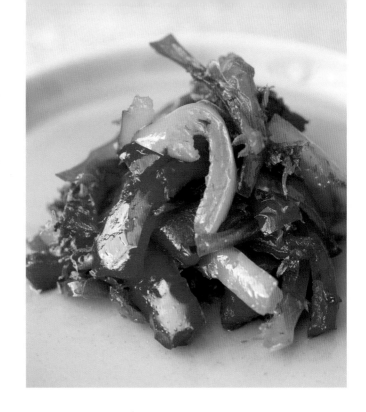

ピーマンと
パプリカのおかか炒め

材 料　［2食分］

ピーマン … 2個
赤・黄パプリカ … 各½個
削り節 … 1袋（約2g）
A｜ しょうゆ … 大さじ2
　｜ 酒 … 大さじ2
　｜ みりん … 大さじ2
　｜ きび砂糖 … 小さじ1
オリーブオイル … 大さじ1

作り方

1 ピーマンとパプリカは1cm幅の細切り
　にする。
2 フライパンにオリーブオイルを熱し、パ
　プリカ、ピーマンの順に入れて炒める。
　しんなりとしたらAを加え、炒める。
3 削り節を加え、さっと炒める。

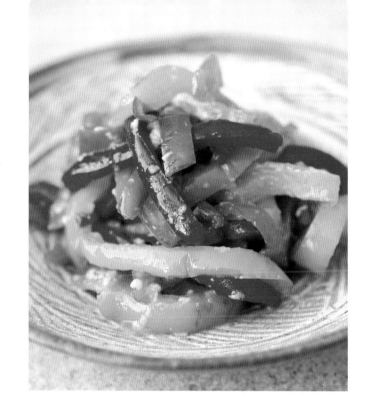

食物繊維で
お腹整う

低糖質で
血糖値の上昇を防ぐ

塩麹で
美肌＆代謝アップ

ピーマンと
パプリカの塩麹きんぴら

材料 ［2食分］

ピーマン … 2個
赤・黄パプリカ … 各½個
A｜みりん … 大さじ2
　｜塩麹 … 大さじ1½
ごま油 … 大さじ1

作り方

1 ピーマンとパプリカは1cm幅の細切りにする。
2 フライパンにごま油を熱し、パプリカ、ピーマンの順に入れて炒める。しんなりとしたらAを加え、炒める。

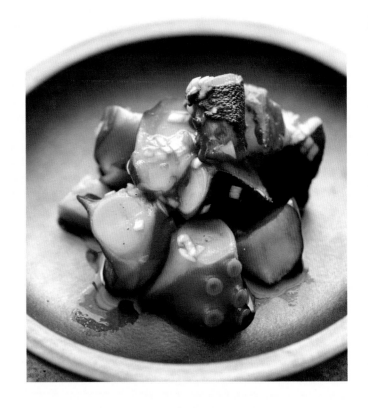

タンパク質多めで筋力＆代謝アップ

低糖質で血糖値の上昇を防ぐ

きゅうりとたこのピリ辛あえ

材料 ［2食分］

ゆでだこ … 80g

きゅうり … 1本

長ねぎ … 5cm

A｜ にんにく（すりおろし） … 小さじ½

しょうが（すりおろし） … 小さじ½

コチュジャン … 大さじ1〜1½

はちみつ … 大さじ1½

酢 … 大さじ1½

しょうゆ … 大さじ1½

ごま油 … 大さじ1

作り方

1 たこは食べやすい大きさに切る。きゅうりは乱切り、長ねぎはみじん切りにする。

2 ボウルに**1**と**A**を入れてあえる。

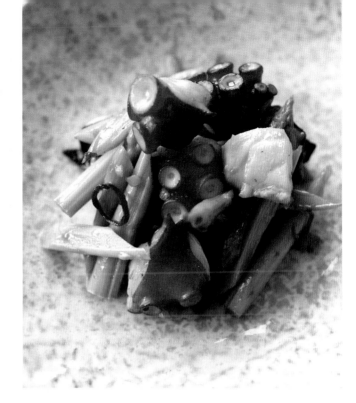

タンパク質多め
で筋力＆代謝アップ

低糖質で
血糖値の上昇を防ぐ

たことアスパラのペペロン炒め

材料 ［2食分］

ゆでだこ … 80g
グリーンアスパラガス … 3本
にんにく … 1かけ
赤とうがらし（輪切り）… 適量
塩 … 少々
黒こしょう … 少々
オリーブオイル … 大さじ1

作り方

1 たこは食べやすい大きさに切る。アスパラは下半分の皮をむき、2㎝幅の斜め切りにして耐熱容器に入れ、ふんわりとラップをかけて電子レンジ（600W）で2分加熱する。にんにくはみじん切りにする。

2 フライパンにオリーブオイルを熱し、にんにくと赤とうがらしを入れ、香りが立ってきたら、たことアスパラを入れて炒める。塩、黒こしょうで味をととのえる。

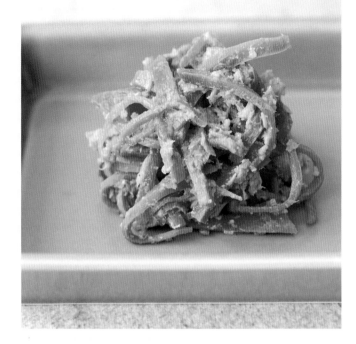

タンパク質多め
で筋力＆代謝アップ

食物繊維で
お腹整う

Goto Keisuke | former professional footballer

にんじんとツナのごまあえ

| 材 料 | ［2食分］ |

にんじん … 1本
ツナ缶（水煮）… 1缶
A ┃ しょうゆ … 大さじ1½
　┃ 酒 … 大さじ1
　┃ みりん … 大さじ1
オリーブオイル … 大さじ1
白すりごま … 大さじ2
みそ … 小さじ2

| 作り方 |

1 にんじんは3cm長さの細切りにする。
2 フライパンにオリーブオイルを熱し、にんじんを炒める。しんなりしたら汁気を切ったツナ缶とAを加えて炒める。
3 白ごまとみそを加え、全体を混ぜながら炒める。

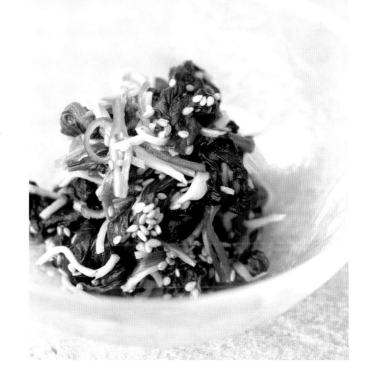

食物繊維で
お腹整う

低糖質で
血糖値の上昇を防ぐ

かにかまと
ほうれん草の中華あえ

材料 ［2食分］

ほうれん草 … 1束
かに風味かまぼこ … 3本
焼きのり（全形）… 1枚
A｜ にんにく（すりおろし）… 小さじ½
　　鶏ガラスープの素 … 小さじ2
　　きび砂糖 … 小さじ2
　　酢 … 小さじ2
　　しょうゆ … 小さじ2
　　ごま油 … 小さじ2
白いりごま … 適量

作り方

1 ほうれん草はラップで包み、電子
レンジ（600W）で2分加熱した
ら水にさらす。粗熱が取れたら水
気を絞り、3cm長さに切る。

2 ボウルに**1**、ほぐしたかにかま、
小さくちぎったのり、**A**を入れて
あえ、白ごまをふる。

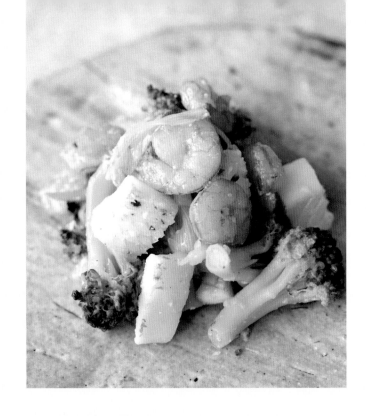

You won't gain weight "even if you eat a lot."

Gaku Koizumi
former professional footballer

カロリーオフ
なのに満足

低糖質で
血糖値の上昇を防ぐ

塩麹で
美肌＆代謝アップ

海鮮の塩麹炒め

材 料 ［2食分］

冷凍えび … 50g
冷凍いか … 50g
ブロッコリー … 100g
長ねぎ … ½本
A｜にんにく（すりおろし）… 小さじ½
　｜塩麹 … 小さじ1
　｜鶏ガラスープの素 … 小さじ1
　｜塩・こしょう … 各少々
オリーブオイル … 大さじ1

作り方

1 ブロッコリーは小房に分け、水大さじ1（分量外）とともに耐熱容器に入れてふんわりとラップをかけ電子レンジ（600W）で3分加熱する。長ねぎは1cm幅の斜め切りにする。

2 フライパンにオリーブオイルを熱し、凍ったままのえび、いか、ブロッコリーを炒める。油が回ったら長ねぎを加えてさらに炒める。

3 Aを加えて全体を混ぜながら炒める。

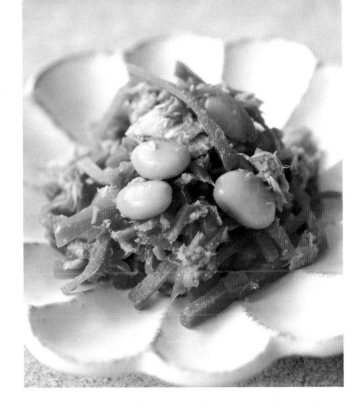

枝豆とにんじんの
ツナごまみそあえ

材 料 ［2食分］

にんじん … 1本
ツナ缶（水煮）… 1缶
ゆで枝豆（むき身）… 50g
A 白すりごま … 大さじ3
　 しょうゆ … 大さじ2
　 さび砂糖 … 大さじ1

作り方

1 にんじんは3cm長さの細切りにして耐
　熱容器に入れ、ふんわりとラップを
　かけて電子レンジ（600W）で3分加
　熱する。
2 1に汁気を切ったツナ缶、枝豆、A
　を入れてあえる。

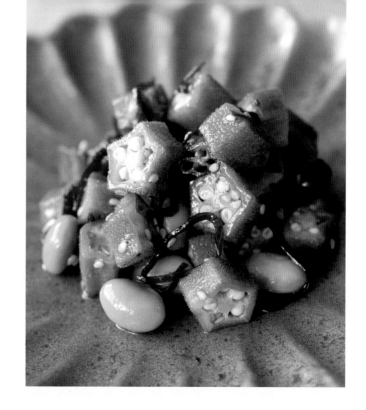

カロリーオフ
なのに満足

食物繊維で
お腹整う

低糖質で
血糖値の上昇を防ぐ

オクラと枝豆の塩昆布あえ

材料 ［2食分］

オクラ … 100g
ゆで枝豆（むき身）… 30g
A　ごま油 … 大さじ1
　　めんつゆ（4倍濃縮）
　　　… 大さじ1
　　塩昆布 … 5g
　　白いりごま … 適量

作り方

1　オクラは塩少々（分量外）で板ずりし
　　てゆで、1cm幅の小口切りにする。
2　ボウルに**1**、枝豆、**A**を入れてあえる。

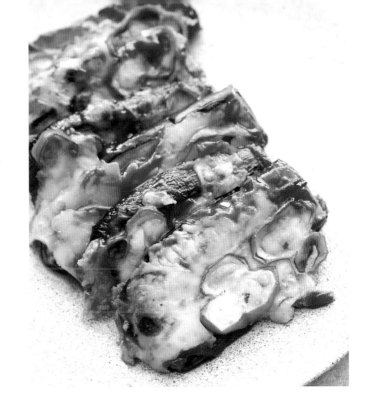

食物繊維で
お腹整う

低糖質で
血糖値の上昇を防ぐ

なすのピザ焼き

材料 ［2食分］

なす … 3本
ピーマン … 1個
ピザ用チーズ … 適量
A｜にんにく（すりおろし）… 小さじ1
　｜トマトケチャップ … 大さじ4〜5
　｜はちみつ … 大さじ1
　｜ウスターソース … 大さじ1

作り方

1 なすは縦に薄切りにして水にさらし、水気を拭き取る。ピーマンは輪切りにする。

2 魚焼きグリルでなすを4分ほど焼く。（皮の多い両端は皮目を下にする）。焼いている間にAを混ぜ合わせておく。

3 なすを一旦取り出し、Aをぬり、上にチーズとピーマンをのせる。

4 魚焼きグリルに戻し、さらに4分焼く。

罪悪感ゼロの Sweets レシピ

ダイエット中は禁物のスイーツですが、
カロリー控えめでヘルシーなものなら罪悪感ゼロ!?
小麦粉を使用しないレシピを集めました。

抹茶プリン

[280 kcal]

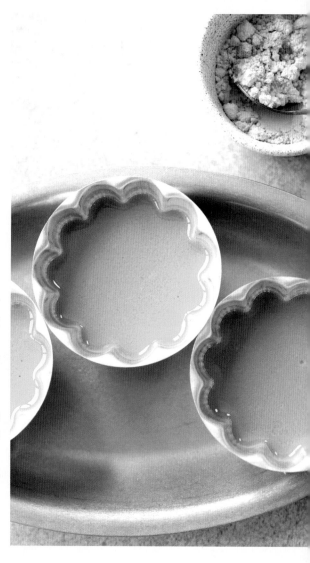

材料 [プリンカップ3個分]

オーツミルク … 150㎖
卵 … 1個
はちみつ … 大さじ2
抹茶パウダー … 小さじ1
A ｜ 粉ゼラチン … 5g
｜ 水 … 50㎖

作り方

1 ボウルに**A**以外のすべての材料を入れ、泡立て器などでよく混ぜる。
2 耐熱容器に**A**を入れて電子レンジ（600W）で20秒加熱し、混ぜる。
3 **1**をざるで濾しながら、耐熱容器に入れ、電子レンジで2分加熱し、**2**を混ぜ合わせる。
4 プリンカップに注ぎ、冷蔵庫に一晩置き、お好みできなこや黒蜜をかける。

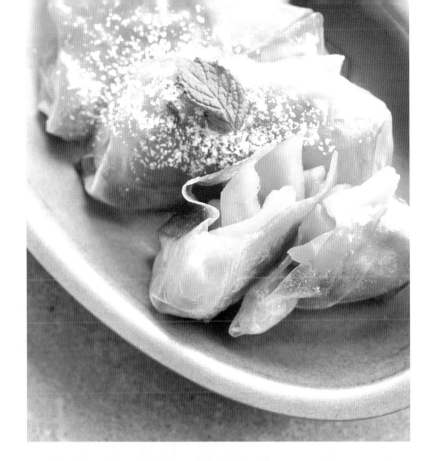

ライスペーパーアップルパイ [445kcal]

材料 [3個分]

りんご … 1個
きび砂糖 … 大さじ2
バター（食塩不使用）
　　… 10g
レモン汁 … 小さじ1
ライスペーパー … 3枚
〈卵液〉
オーツミルク … 100㎖
卵 … 1個

作り方

1　りんごは皮をむき、2等分にして芯を取り1㎝幅に切る。

2　耐熱容器に1、きび砂糖、バター、レモン汁を入れ、ふんわりとラップをかけて電子レンジ（600W）で3分加熱する。

3　〈卵液〉を作る。ボウルに卵とオーツミルクを入れて混ぜ合わせる。ライスペーパーを〈卵液〉にさっと浸して戻す。⅓量ずつにした2を中央より手前に置き、空気が入らないように春巻きの要領で巻く。

4　180℃に予熱したオーブンで20分焼き、お好みで粉糖をかけ、ミントを飾る。

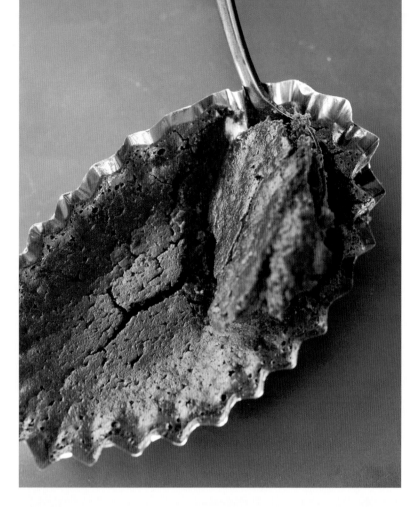

米粉のしっとりチョコケーキ [410kcal]

材料 [10cmのマドレーヌ型約8個分]

ギリシャヨーグルト（無糖）
　　… 100g
卵 … 1個
はちみつ … 大さじ3
ココアパウダー … 大さじ2
米粉 … 大さじ2

作り方

1　オーブンは180℃に予熱しておく。ボ
　ウルにすべての材料を入れて混ぜ合
　わせる。

2　型に流し入れ、型を下にトントンと落と
　しながら空気を抜く。180℃のオーブ
　ンで13分焼く。

ヨーグルト牛乳プリン [287 kcal]

材料 [プリンカップ3個分]

ギリシャヨーグルト（無糖）
　… 100 g
牛乳 … 200㎖
はちみつ … 30 g
A｜粉ゼラチン … 3 g
　｜水 … 小さじ2

作り方

1 ボウルにヨーグルト、牛乳、はちみつを入れてよく混ぜ合わせる。
2 耐熱容器にAを入れて混ぜ、電子レンジ（600W）で20秒加熱する。
3 1に2を入れて混ぜ合わせ、プリンカップに注ぎ入れる。
4 冷蔵庫に入れて2〜3時間冷やし固め、お好みでミントの葉をのせる。

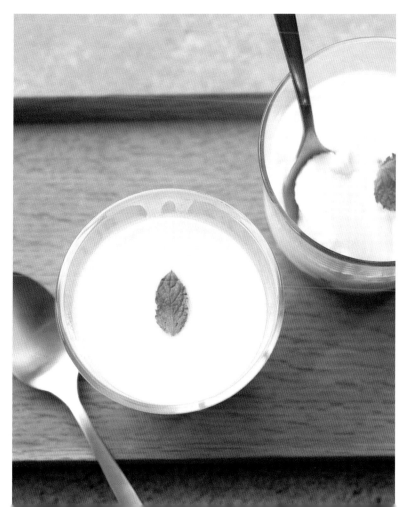

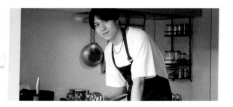

小泉 勇 人（こいずみ ゆうと）

1995年9月14日生まれ。茨城県神栖市出身の元プロサッカー選手。ポジションはゴールキーパー。鹿島アントラーズジュニアユースを経て、2011年にユースへ昇格。2014年にトップチームへ昇格。2019年、ザスパクサツ群馬へ完全移籍。同年7月にヴァンフォーレ甲府へ期限付き移籍を経て2020年完全移籍。2023年2月15日、現役引退を発表。コロナ禍で練習ができない時期に本格的に料理に取り組み始め、料理研究家顔負けの 腕前と食に関する知識をSNSで発信すると大バズり。2021年7月に自炊記録アカウントを立ち上げる。アスリートフードマイスター3級や上級食育アドバイザーなど食に関する6つの資格を取得。

Staff

デザイン / 高橋 良 [chorus]
撮影 / 佐々木美果
撮影協力 / UTUWA
編集 / 松島由佳 [コサエルワーク]　須川奈津江
企画・編集 / 和田奈津子 [宝島社]
調理補助・カロリー計算 / 伊藤 瞳 [en's life]

元プロサッカー選手が教える

いくら食べても太らない罪悪感ゼロごはん

2023年11月3日　第1刷発行

著　者　小泉勇人
発行人　蓮見清一
発行所　株式会社宝島社
　　　　〒102-8388　東京都千代田区一番町25番地
　　　　電話：(編集)03-3239-0928 (営業)03-3234-4621
　　　　https://tkj.jp

印刷・製本　サンケイ総合印刷株式会社